NOTES

SUR LES

PRINCIPALES MÉTHODES D'ADMINISTRATION

DU MERCURE

PAR LA PEAU

PAR

Raymond COMBRET

Docteur en médecine de la Faculté de Paris,
Ancien externe des hôpitaux.

PARIS

A. PARENT, IMPRIMEUR DE LA FACULTÉ DE MÉDECINE

A. DAVY, successeur

31, RUE MONSIEUR-LÉ-PRINCE, 31

—

1882

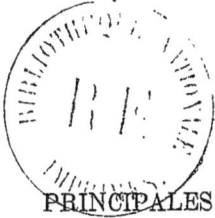

NOTES

SUR LES

PRINCIPALES MÉTHODES D'ADMINISTRATION

DU MERCURE

PAR LA PEAU

PAR

Raymond COMBRET

Docteur en médecine de la Faculté de Paris,
Ancien externe des hôpitaux.

PARIS

A. PARENT, IMPRIMEUR DE LA FACULTÉ DE MÉDECINE

A. DAVY, successeur

31, RUE MONSIEUR-LE-PRINCE, 31

—

1882

A MON PÈRE, A MA MÈRE

A MES PARENTS

A MES AMIS

A MON PRÉSIDENT DE THÈSE

M. LE PROFESSEUR CHARCOT

Membre de l'Académie de médecine,
Médecin des hôpitaux,
Officier de la Légion d'honneur.

A M. LALLIER

Médecin de l'hôpital Saint-Louis,
Chevalier de la Légion d'honneur.

A M. HENRIOT

Professeur agrégé à la Faculté de médecine de Paris.

Combret.   . 5

INTRODUCTION.

Nous aurions bien voulu rappeler, au début de notre travail, quelques travaux récents sur la structure anatomique de la peau, auxquels sont attachés les noms de MM. Cadiat, Rémy (1), Renaut (2), Ranvier (3), etc. Mais nous ne pouvons, sans sortir de notre sujet, en donner une analyse même succincte. Nous avons dû renoncer de même, et avec beaucoup de regret, à faire précéder ces notes de quelques prolégomènes physiologiques sur l'absorption par la peau revêtue de son épiderme. Avant de parler, en effet, des diverses méthodes d'administration du mercure par la voie cutanée, il ne nous eût pas semblé superflu de traiter de cette absorption cutanée proprement dite, de sa réalité, de ses conditions d'existence. Mais l'intérêt capital de cette grande question, son historique, les controverses multiples auxquelles elle a donné lieu, comme les différences si tranchées dans l'interprétation des faits, et la difficulté de mettre en lumière les points réellement acquis et scientifiquement démontrés, tout cela méritait une suite de développements, que des circonstances indépendantes de notre volonté nous interdisent en ce moment. Mais nous espérons bien cependant pouvoir publier, sans trop tarder, les résultats des recherches que nous avons poursuivies assez longuement sur cette très-intéressante question.

(1) Ch. Rémy, anatomie normale de la peau aux différents âges, Paris, 1878.
(2) Cours d'anatomie générale fait à la Faculté de Lyon, Annales de dermatologie, t. IX.
(3) Leçons du collège de France.

NOTES

SUR LES

PRINCIPALES MÉTHODES D'ADMINISTRATION

DU MERCURE

PAR LA PEAU

~~~~~~~~~~~~~~~~~~~

CHAPITRE 1ᵉʳ. — PROCÉDÉS D'ANALYSE CHIMIQUE POUR LA RECHERCHE DU MERCURE.

Les voies d'élimination des mercuriaux étant surtout les reins, le foie, les intestins, les glandes salivaires, et d'une manière plus douteuse la voie cutanée, c'est surtout dans l'urine, la salive, les matières vomies ou les selles, ou plus rarement dans la sueur, le lait, etc., que l'on aura à rechercher la présence du mercure. L'analyse des liquides normaux ou pathologiques équivaut, en fait, à la recherche du mercure (le plus souvent à l'état de bichlorure), dans une solution aqueuse chargée en même temps de matières organiques diverses. D'ailleurs, s'il fallait en certains cas d'empoisonnement faire porter l'analyse sur l'estomac, le foie, le pancréas, le sang, etc., l'on ramènerait d'abord le problème aux mêmes données, en préparant selon les règles des liqueurs avec ces divers organes. Le procédé Danger et Flandin pourrait être employé avec avantage. Il consiste à délayer les matières animales, à une basse température, dans l'acide sulfurique concentré, et à ajouter, au liquide noirâtre qui s'est produit, de l'hypochlorite de chaux en poudre et au besoin de l'eau distillée. Quand la liqueur est devenue claire ou à peu près incolore, on filtre, on lave le résidu avec de l'alcool, et l'on concentre convenablement le liquide.

Pour découvrir dans cette solution la présence du mercure, on utilisera les réactions appropriées. Nous devons mentionner seulement quelles sont, parmi ces réactions, celles qui possèdent le caractère le plus net et le plus commode pour les expertises médicales.

Les sulfures alcalins produisent, dans une dissolution de sublimé corrosif, un précipité noir; l'acide sulfhydrique mis par petites portions, produit un précipité jaune, qui devient de plus en plus noir à mesure que le réactif est en excès. Ce précipité noir (sulfure mercurique), obtenu par les sulfures ou par l'acide sulfhydrique, peut alors être chauffé dans un tube ad hoc, avec du carbonate de soude, ou de la chaux, ou de la limaille de fer, et donner du mercure métallique qui se volatilise sur les parois du tube ; ou bien ce même précipité, traité par l'eau régale à chaud, se décomposera en donnant du bichlorure ; et l'on pourra utiliser une autre réaction très sensible de ces solutions de sublimé, qui consiste à les décomposer par une pile appropriée et à précipiter le mercure sur un des électrodes.

Reprenons maintenant le cas le plus ordinaire : l'analyse d'une liqueur contenant des matières organiques et peut-être du mercure dans un état indéterminé (urine, salive, etc.).

Il faut d'abord détruire la matière organique, ou bien par le procédé de F. C. Schneider, en faisant réagir l'acide chlorhydrique sur le chlorate de potasse, ou mieux comme l'a conseillé M. Personne pour le lait, en faisant passer un courant de chlore. Lorsque le liquide est complètement décoloré, on filtre et on fait passer un courant d'acide sulfureux pour enlever l'excès de chlore. Dans le liquide filtré à nouveau et placé dans un flacon que l'on puisse boucher, on fait alors passer un excès d'acide sulfhydrique usqu'à saturation. On bouche le flacon et on laisse reposer jusqu'à ce que le précipité de sulfure de mercure soit bien réuni au fond du vase. On décante, on jette sur un filtre et on dessèche ce précipité.

On prend alors un tube à analyse en verre vert, on y introduit du bicarbonate de soude desséché, de la chaux calcinée, le mélange du précipité avec de la chaux, puis encore de la chaux, le tout recouvert d'un tampon d'a-miante.

Cela fait on étire le tube à la lampe d'émailleur, de façon à lui donner une forme en bec de cygne. On chauffe le tube; on commence par la colonne de chaux, puis on chauffe l'endroit où se trouve le sulfure ; ce dernier est décomposé, et le mercure, revivifié, va se condenser dans la partie étirée et froide du tube, sous forme de globules brillants, facilement visibles à la loupe. Pour caractériser complète-ment le mercure on coupe à la lime le tube et on introduit le tout dans un vase contenant des cristaux d'iode ; il se forme au bout de peu de temps, des cristaux de bi-iodure de mercure, rouge à froid, jaune quand on le chauffe et

redevenant encore rouge plus rapidement quand on le
touche avec un corps dur.

On peut encore introduire dans une certaine quantité du
liquide, qui doit être acidulé légèrement, un fil de cuivre
bien décapé dont la partie supérieure est enroulée autour
d'une lame de zinc. Le cuivre se recouvre bientôt de
mercure, et, si on le frotte alors avec du papier il paraît
argenté. On peut aussi plonger dans le liquide les électrodes (en lames d'or) d'un couple de Bunsen ou de Daniell.
Enfin, on peut employer plus avantageusement encore
la pile de Smithson. Pour cela, on confectionne un élé-
ment de pile en enroulant un fil d'or (ou une lame d'or)
en spirale autour d'une lame épaisse d'étain, mais de
manière que l'étain ne soit pas totalement recouvert ; on
peut constituer encore la pile de Smithson en enroulant
une petite lame d'or autour d'une baguette d'étain, ou
une spirale d'étain autour d'un fil d'or assez gros. Dans
tous ces cas le sublimé se trouvera décomposé, et le mercure se trouvera déposé sur l'or, qui paraîtra blanchi.

Il faut se souvenir, à ce moment, que ce phénomène
n'est pas un indice absolument certain de la présence du
mercure, car, ainsi que l'a démontré Orfila, cette couleur
blanche peut provenir, dans certains cas, du transport
d'une petite quantité d'étain sur la lame d'or. Pour constater que l'enduit blanc provient bien du mercure, il ne
suffit pas qu'il devienne brillant quand on le frotte ni qu'il
disparaisse par la chaleur. Mais l'on peut employer
divers moyens indiqués par M. Roussin : lorsqu'on retire
des liqueurs la feuille d'or blanchie, il faut la laver immédiatement dans l'acide chlorhydrique étendu ; on doit
ainsi faire disparaître la tache, dans le cas où elle serait
formée par l'étain. On lave ensuite à l'eau pure si elle

persiste, et on dessèche complètement à 30 ou 40 degrés. On introduit alors la feuille d'or dans un petit tube fermé par un bout, et que l'on effile à l'autre extrémité en tube capillaire. Par l'action de la chaleur le mercure quitte l'or et se condense sur les parties froides du tube ; si la proportion du métal volatilisé est assez considérable, il apparaît immédiatement sous forme de nombreuses gouttelettes et dessinant un anneau brillant. Quelquefois la quantité de mercure est tellement faible qu'on n'observe guère à l'œil nu comme à la loupe qu'une poussière blanc grisâtre sans aspect métallique bien marqué. Dans ce cas on a recours à l'artifice suivant : à l'aide d'un petit tube effilé ou d'un gros fil de platine, on pousse un cristal d'iode dans le voisinage du dépôt blanchâtre contenu dans le tube, et maintenant le tube fermé par une boulette de cire molle, on le place dans un milieu dont la température soit fixée entre 30 et 40 degrés. Si le dépôt formé par le tube est constitué par du mercure très divisé, au bout de douze heures, au plus tard, il aura changé de teinte et pris une couleur rouge vif, due à la formation du biiodure de mercure. Après avoir enlevé du tube le cristal d'iode, on chauffe doucement et progressivement au-dessus d'une lampe à esprit de vin la portion devenue rouge ; si l'on a affaire à du biiodure de mercure, la couleur rouge virera au jaune, qui persistera tant que le tube sera chaud; puis, il est possible de dissoudre l'iodure de mercure dans deux gouttes d'une solution au dixième d'iodure de potassium et d'obtenir avec cette dissolution le blanchiment d'une lame de cuivre, ou la précipitation par l'hydrogène sulfuré.

M. Roussin a songé aussi à remplacer, dans la pile de Smithson, la lame d'étain par une grosse aiguille de fer bien brillante, pour éviter que le fil d'or ne soit blanchi par une petite portion d'étain, ce qui arrive quand les solutions sont trop acides ; puis, pour forcer tout le liquide à passer successivement au contact des métaux (fer et or), il introduit sa pile dans la douille d'un entonnoir effilé à son extrémité, dans lequel il verse le liquide suspect.

On pourrait encore, si la quantité de mercure était très petite, se servir de l'appareil de MM. Flandin et Danger. L'urine, préalablement traitée par l'acide chlorhydrique et le chlorate de potasse, est placée dans un ballon renversé, d'où elle vient passer goutte à goutte sur une feuille d'or placée dans un tube d'écoulement, et mise en communication avec le pôle négatif d'une pile. De cette manière tout le mercure enfermé dans l'urine se dépose sur cette feuille.

MM. Bergeret et Mayençon ont décrit dans le *Journal de Robin* au commencement de 1873, un procédé d'analyse assez différent des précédents. Les matières organiques étant détruites de la même manière, on acidule la solution et on y place un fil de platine et un fil d'aluminium unis ensemble.

Au bout de quelque temps on retire ce couple, on le lave, et on le met au-dessus d'un vase d'où il se dégage du chlore (chlorure de chaux et acide quelconque). Il se forme sur le fil de platine un chlorure de métal qui était contenu dans la liqueur.

Puis on frotte le fil avec un papier imprégné d'iodure de potassium. Avec le mercure, on a une raie rouge d'iodure de mercure, comme avec le plomb on aurait une raie jaune d'iodure de plomb.

Mais il peut être fort avantageux en certains cas, de présenter le mercure en globules métalliques, comme pièces de conviction. C'est pour cela que les divers procédés basés sur l'emploi de la pile de Smithon nous sembleraient préférables. Si la quantité de mercure ainsi obtenue était très faible, on pourrait cependant la rendre très visible, en employant un procédé indiqué encore par M. Roussin. Il prend un tube très capillaire, couvert d'émail blanc sur la moitié de sa surface, comme il en existe pour la construction des thermomètres. Après avoir soufflé à la lampe, deux petits renflements distants l'un de l'autre de 10 centimètres environ, il façonne l'un d'eux en forme d'entonnoir et y introduit le petit globule mercuriel. En chauffant modérément l'autre boule fermée et refroidissant ensuite, il détermine l'entrée du mercure dans le tube capillaire, où il occupe ainsi une étendue appréciable, souvent longue de plusieurs centimètres. Le petit entonnoir est ensuite fermé à la lampe, et l'on a ainsi une colonne de mercure que l'on peut faire voyager dans toute la longueur du tube, en chauffant ou en refroidissant l'une des deux boules.

Un procédé allemand qui est celui employé, croyons-nous, par le Dr Schuster à Aix-la-Chapelle, consiste à placer dans le vase qui contient l'urine à examiner, un petit balai de fils d'étain très-fins et recouverts d'une mince couche de cuivre ; ces fils d'étain d'une finesse et d'une qualité particulières, sont de fabrication allemande, et il paraît qu'on n'a pas réussi à les obtenir en France de la même façon. Le cuivre et l'étain forment un petit couple faible, qui décompose le sel de mercure, et le réduit à l'état métallique. Il se forme un amalgame avec l'un ou l'autre des métaux du balai. Après douze heures, on retire ce balai du vase où il plongeait, on le fait pénétrer dans un tube à analyse organique, et on chauffe convenablement ; le mercure se volatise et se condense dans les régions froides ; on peut retirer le balai, quand on croit tout le mercure cantonné dans un bout du tube ; en faisant alors pénétrer un atome d'iode, et en chauffant, on forme de l'iodure de mercure jaune, que l'on peut condenser sur un morceau de porcelaine, à peu près comme dans l'appareil de Marsch, sauf qu'il n'y a pas de flamme. Il se formera des taches rouges par le refroidissement, ou plus vite si on les frotte avec quelque corps dur. — Un inconvénient de ce procédé, qui lui est commun d'ailleurs avec la plupart des précédents, c'est qu'il existe un iodure d'étain, qui est rouge et volatil, ce qui enlève la certitude absolue.

Mais l'objection capitale que le médecin praticien est en droit de produire contre toutes ces méthodes diverses, c'est qu'elles ne deviennent très-sûres qu'en exigeant des manipulations longues, multipliées et délicates ; il reste toujours debout le *desideratum* très-légitime du clinicien, par exemple, qui ne recherche pas l'ingéniosité ni la complication des méthodes, ni même l'analyse quantitative lorsqu'il s'agit du mercure ; mais qui réclame un procédé sûr, rapide et très-simplifié, permettant seulement de dire, mais avec certitude : dans telle urine, dans tel liquide, il y a ou il n'y a pas de mercure.

Il nous semble que pour arriver à ce résultat fort précieux, pour formuler enfin un procédé d'analyse véritablement clinique, l'on n'a pas mis assez à contribution les réactions extrêmement sensibles qu'a fait connaître M, Merget. Après une belle série de recherches, M. Merget a démontré : 1° que la volatilisation du mercure est un phénomène continu, qui n'est pas même interrompu par la solidification du métal ; 2° que les vapeurs émisés possèdent un pouvoir diffusif très-considérable ; 3° que les vapeurs mercurielles déplacent avec une grande facilité de leurs combinaisons salines, d'autres métaux, tels que l'iridium, le

palladium, le platine, l'or et l'argent, si bien que ces métaux peuvent servir de réactifs infiniment sensibles pour
déceler la présence du mercure. En traçant, par exemple,
quelques traits à la plume sur une feuille de papier ordinaire avec une dissolution de chlorure de platine ou de
palladium, les traits noircissent quand on les expose aux
vapeurs de mercure.

Notre excellent ami, M. Maurice Péligot, mettant à profit ses connaissances de quelques manipulations délicates
usitées au laboratoire de la Monnaie, s'occupe en ce moment même de formuler un procédé d'analyse qualitative
ayant toutes ces qualités si désirables de justesse et de sim-
plicité. Il est regrettable que ses essais n'aient pu être
encore complètement terminés au moment où doivent paraître ces notes ; mais nous pouvons faire connaître dès
maintenant la voie dans laquelle les recherches sont enga-
gées, il sera facile de comprendre quels seraient les avantages de son procédé.

Un premier temps consisterait, comme dans la pile de
Smithson, à décomposer par un faible courant électrique
le sel mercuriel dans le liquide à analyser, de façon à obtenir un dépôt de mercure sur l'un des électrodes. Mais on
renoncerait complètement à constituer la pile en utilisant
deux métaux différents, plongeant eux-mêmes dans les
liquides, et ici les électrodes seraient tous deux du même
métal, en fil de platine par exemple. Il suffirait alors, pour
déterminer le courant, d'une pile au bichromate du plus
petit modèle, dont le zinc aurait 4 ou 5 centimètres par
exemple, ou bien l'on pourrait employer avec avantage une
petite pile secondaire, exactement chargée à l'avance des
faibles quantités électriques nécessaires.

Il faudrait faire passer tout le liquide lentement sur ces

électrodes convenablement disposés. Pour cela, M. Maurice Péligot propose d'adopter deux tubes l'un dans l'autre, l'un assez petit, l'autre assez gros, de sorte que les deux fils de platine formant pôles, enroulés, l'un autour et tout près du petit tube intérieur, l'autre contre la paroi interne du gros tube, ne puissent se toucher. Le liquide à éprouver doit tomber goutte à goutte dans l'intérieur du petit tube central, et s'en échapper à la base pour remonter dans l'espace annulaire où se trouvent les deux fils de platine; il s'écoulera finalement par la partie supérieure du tube extérieur. Ce fonctionnement serait très simple, et relativement court. Il n'y aurait pas plus de difficulté dans la seconde partie de l'opération, *le contrôle du mercure.*

Lorsque tout le liquide est passé, s'il contenait du mercure, l'un des fils devient noir, l'autre reste blanc. Pour démontrer que le dépôt ainsi obtenu est bien du mercure métallique, il suffit de vider l'appareil en l'égouttant, et de placer dans l'espace annulaire par lequel le liquide a dû remonter, c'est-à-dire entre les deux spires, une bande de papier sensible. S'il y a réellement du mercure, le papier devient noir foncé, la réaction est extrêmement sensible, et il ne peut pas y avoir dans cette manifestation très simple, les causes d'erreur que l'on peut justement reprocher à d'autres procédés bien plus longs.

Ce papier sensible se prépare en faisant tremper du papier Berzélius blanc dans une solution spéciale d'azotate d'argent ammoniacal ; cette solution elle-même se prépare avec 10 grammes d'azotate d'argent dans un litre d'eau distillée, avec les précautions suivantes : on dissout les 10 grammes d'azotate d'argent dans 100 c. c. d'eau, on ajoute de l'ammoniaque ; il se forme un précipité ; on ajoute

encore de l'ammoniaque jusqu'à ce que le précipité soit
redissous, et l'on complète alors un litre en eau distillée.
Avec cette quantité de solution, on pourrait préparer une
rame de papier sensible ; mais comme il en faut très peu
à la fois, il vaut mieux ne le préparer qu'à mesure des
besoins, car le voisinage même d'un baromètre suffit
pour l'altérer.

Ce procédé a donné des résultats excellents avec des
solutions très diluées de bichlorure. Il reste maintenant
à l'expérimenter d'emblée sur des urines, par exemple, sans
recourir à la destruction préalable des matières organiques, et il peut y avoir dans ce cas certaines formes d'albuminates de mercure, ou d'autres combinaisons peu connues des sels de mercure avec les matières organiques, qui
viendraient compliquer les choses. Mais nous pensons en
tous cas que des recherches dans le même sens : décomposition du mercure par un faible courant électrique, et
révélation par les papiers sensibles, ne pourraient qu'aboutir à des résultats fort utiles et risqueraient de répondre
enfin aux besoins réels de la clinique journalière.

CHAPITRE II.

Des divers modes d'administration du mercure par la peau revêtue de son épiderme (iatraliptique).

Dès la fin du quinzième siècle et le commencement du seizième, époque où l'essentialité de la syphilis a été nettement reconnue, l'on trouve également usitées diverses méthodes de traitement, basées presque toujours sur l'administration du mercure par la peau. Les procédés préconisés depuis lors ont subi des variations nombreuses et l'on a mis à contribution toutes les grandes divisions de l'iatraliptique, frictions, fomentations et fumigations, bains, lotions, topiques et liniments divers. C'est dans le même ordre que nous devons passer en revue ces divers modes thérapeutiques, en donnant la plus grande place aux frictions mercurielles, de beaucoup les plus importantes, tant par le nombre des procédés que par la valeur des médecins qui en ont fait usage.

DES FRICTIONS MERCURIELLES.

Historique. — La méthode des frictions mercurielles est la plus anciennement connue. Les médecins de l'antiquité avaient absolument condamné l'usage du mercure, qu'ils considéraient comme un poison : les Arabes, au moyen-âge, avaient reproduit les mêmes accusations ; cependant c'est à eux que l'on doit en réalité son introduction dans la thérapeutique ; n'osant pas le donner à l'intérieur, ils le prescrivaient en pommades et onguents contre les maladies de la peau, herpès, gale, dartres, et les parasites. Jean de Vigo reconnaît expressément dans son traité : « que tout ce que l'on a trouvé de bon pour la guérison de la vérole, tant dans les remèdes particuliers que dans les généraux », avait été employé par Théodoric et Arnaud de Villeneuve (1300), lesquels ne faisaient que continuer la tradition de certains topiques mercuriels déjà prescrits par les Arabes. Il n'est donc pas étonnant, qu'au moment où la syphilis s'est généralisée, l'on ait appliqué par analogie, au traitement de ses manifestations cutanées, les préparations mercurielles déjà éprouvées contre diverses maladies cutanées : l'on a dit que le mercure n'avait été employé d'abord à cet usage que par des charlatans et des marchands d'orviétan ; et l'on cite à l'appui de cette opinion, le passage suivant de Fracastor : « les préparations mercurielles furent introduites dans la thérapeutique du mal français par de misérables empiriques. » En réalité, il est probable que les empiriques et les médecins ont employé en même temps et dès le début, contre les manifestations cutanées de la vérole, des onguents déjà connus de tous ; mais si les médecins n'ont pas tardé à préciser les règles de l'emploi du mercure, les empiriques et les charlatans arrivèrent aussi vite à un brutal abus.

La plupart des auteurs indiquent Widmann, (1497), comme ayant fait le premier travail sur l'emploi du mercure contre la syphilis. Cependant, nous trouvons relatée par M. Hallopeau, une communication de M. Bouchard d'après laquelle, dès 1495, Macellus Cumanus aurait recommandé l'usage d'un onguent à base d'argent vif, en frictions renouvelées.

Combret.   2

A ce moment, les frictions étaient pratiquées sans méthode et sans règle. La composition des onguents eux-mêmes était si variable, que tantôt le mercure constituait le tiers de la masse, tantôt il n'en formait que la quarantième, ou la cinquantième partie. Béranger de Carpi régularisa ces frictions, et obtint par sa méthode une si grande réputation, qu'il a été considéré comme le promoteur de la médication mercurielle.

Nous trouvons dans Jean de Vigo, traduit par M. Fournier, la description suivante : « Une ou deux fois par jour, suivant les cas, on frictionne avec ledit onguent les bras et les jambes du malade. On continue ce traitement sans interruption jusqu'à ce que les dents commencent à s'agacer et à devenir douloureuses, symptôme qui sert d'indice pour suspendre l'emploi du remède.

Il se produit alors un écoulement de pituite qui sort des gencives et des tissus avoisinants. Parfois aussi il se développe dans la bouche, sous l'influence de cette salivation abondante, des ulcérations véritables, qui communiquent à l'haleine une notable fétidité. Ces derniers symptômes réclament de la part du médecin une surveillance attentive et minutieuse. Tant que dure le flux pituiteux de la bouche, il faut exiger que le malade se confine dans un milieu à température élevée. Lorsque s'établit l'écoulement salivaire, on aura garde de prescrire des médicaments styptiques, dont l'action répercussive courrait risque de refouler à l'intérieur du corps l'humeur morbide qui tend à s'échapper par la bouche. On se contentera pour une semaine, d'administrer des gargarismes tempérants, adoucissants, et légèrement détersifs. »

Ainsi dès cette époque, tout en croyant selon les idées

humorales de leur temps, que la salivation servait à éliminer l'humeur morbide, des médecins éclairés cherchaient à la modérer, et le traitement par les frictions était
devenu l'objet d'une méthode régulière, qui comprenait
aussi bien d'autres détails minutieux, que M. Fournier a
fait connaître, relativement au régime, à la température, etc. L'on obtenait ainsi des guérisons fort nombreuses. Mais il y avait aussi bien des abus, et des accidents
répétés, dus le plus souvent à des empiriques et des charlatans ambulants, qui ne réussissaient que trop à capter
la confiance du public. La citation suivante, faite par
M. Hallopeau, d'une traduction d'Astruc, montrera jusqu'où l'on poussait alors l'abus du mercure.

« Ils faisaient, dit-il (1), avec un liniment composé de
différentes drogues, des onctions sur les jointures des bras
et des jambes. Quelques-uns en faisaient sur l'épine du dos
et sur le cou, quelques-uns sur les tempes et le nombril ;
d'autres sur tout le corps... On tenait les malades pendant
vingt et trente jours, et quelquefois davantage, enfermés
dans une étuve, où l'on entretenait continuellement une
très grande chaleur. Après les avoir frottés d'onguent, on
les mettait au lit, et, les ayant bien couverts, on les faisait suer. Pour lui, à peine eut-il été frotté deux fois qu'il
tomba dans une langueur extrême. L'onguent opérait avec
tant de force, que le mal qui occupait la surface du corps
était repoussé sur l'estomac, d'où il se portait au cerveau
et causait une si abondante salivation, qu'on était en danger de perdre ses dents, si l'on n'avait pas attention de
prévenir ces accidents. Le gosier, la langue et le palais

_____

(1) De morbi gallici curatione per administrationem ligni guaiaci,
cap. 4.

s'ulcéraient; les gencives s'enflaient, les dents branlaient, il coulait de la bouche, sans relâche, une bave très puante capable d'infecter tout ce qu'elle touchait, et qui produisait des ulcères dans le dedans des lèvres et des joues. Toute la maison se ressentait de la mauvaise odeur. Et cette manière de traiter la vérole était si cruelle que plusieurs aimaient mieux mourir que guérir par ce moyen. Ce n'est pas que beaucoup fussent guéris : à peine de cent y en avait-il un ; encore retombaient-ils le plus souvent au bout de quelques jours... Ce qu'il y avait de plus déplorable dans l'usage des frictions, c'est que ceux qui les employaient ne savaient pas la médecine. Ce n'étaient pas *seulement* des *chirurgiens* qui s'en mêlaient, mais des gens dont tout le mérite était une effronterie sans bornes, et qui employaient sans aucune sorte de science ce qu'ils avaient vu mettre en usage sur d'autres malades, ou ce qu'ils avaient vu employer sur eux-mêmes. Ils se servaient d'un même onguent pour tous les malades, et en faisaient comme on dit, une selle à tous chevaux. S'il survenait quelque accident, ils ne savaient comment y remédier. Le public était assez aveugle et la médecine assez faible, pour laisser ces scélérats dans la position d'entreprendre tout ce qu'ils voulaient.... Les choses en venaient à ce point que, les malades, ayant les dents ébranlées, ne pouvaient plus s'en servir. Comme leur bouche n'était qu'un ulcère puant, et que leur estomac était affaibli, ils n'avaient point d'appétit, et quoiqu'ils fussent tourmentés d'une soif intolérable, leur estomac ne pouvait s'accommoder d'aucune espèce de boisson. Plusieurs étaient attaqués de vertige, quelques-uns de folie. Ils étaient saisis d'un tremblement aux mains, aux pieds et par tout le corps, et ils étaient exposés à un bégaiement quelquefois incurable.

J'en ai vu mourir plusieurs au milieu du traitement, et je sais que trois paysans malades, ayant été enfermés par un de ces empiriques dans une étuve fort chaude, où ils demeurèrent néanmoins patiemment dans l'espoir d'être guéris, périrent misérablement par la violence de la chaleur, qui les épuisa peu à peu. J'en ai vu d'autres suffoqués par le gonflement de la gorge, et d'autres qui ont péri par une difficulté d'uriner. Très peu ont recouvré leur santé ; encore ce n'a été qu'après les dangers, les souffrances et les maux dont j'ai parlé. »

Si l'on tient compte que, dans le moment même où de tels excès étaient ordinaires, le gayac, la salsepareille, le sassafras, étaient récemment importés d'Amérique, on ne s'étonnera pas de la vogue subite et extraordinaire de ces sudorifiques nouveaux : et un grand nombre d'anti-mercurialistes vont résolument accuser le mercure de tous les maux. Vers la fin du seizième siècle, cependant, ces attaques passionnées vont en diminuant, en même temps que l'usage interne du médicament se vulgarise de plus en plus. Aux dix-septième et dix-huitième siècles, il n'y a plus de résistance, le mercure est employé par tous les médecins comme le remède héroïque de la vérole.

A ce moment, les frictions sont mieux réglées, et employées avec plus de mesure. Il y en a deux sortes : les unes fortes qui se donnent à plus grande dose, plus souvent, et jusqu'à ce que la salivation paraisse; les autres légères, qui se donnent en moindre dose et plus rarement, et avec lesquelles on n'excite que peu ou point la salivation. Ces dernières sont préconisées surtout par Henri Haguenot (1734) dont le traitement devient célèbre dans toute l'Europe sous le nom de méthode de Montpellier. Il veut qu'on entremêle les frictions avec les bains, et qu'on ne fasse frotter les

malades que tous les deux ou trois jours. Il déclare la salivation dangereuse et inutile.

Peyrilhe fit pratiquer les frictions sur la surface du
gland et à l'intérieur du prépuce; il partait de cette idée
purement théorique et singulière, que le mercure, pour
guérir la syphilis, devait suivre la même voie que la matière contagieuse pour infecter l'organisme. Il ne faisait
subir aucune préparation à ses malades.

Pihorel, au contraire, employait les purgatifs, les bains
et même la saignée, pour préparer ses malades à l'absorption mercurielle. Il faisait frictionner le dessous des pieds
ou la paume de la main, la face interne des jambes, ou celle
des bras et des poignets: régions choisies fort judicieuse-
ment, comme celles où l'épiderme doit être le plus mince
et le plus perméable, et, pour ce qui est de la plante des
pieds et du creux de la main, le moins obstrué par la sécrétion sébacée normale. La pommade qu'il employait de préférence était composée avec : onguent napolitain, 90 grammes; sulfure de chaux ammoniacal, 19 grammes.

En 1780, peu de temps après que Van Swieten s'est
efforcé de faire adopter de préférence la solution de sublimé
à l'intérieur (déjà proposée sans grand succès par Wise-
man, cent ans plus tôt), le médecin napolitain *Cirillo* reprend avec ardeur la méthode des frictions, à l'aide d'un
onguent contenant ce même sublimé associé au chlorhydrate d'ammoniaque. Il choisissait de préférence le printemps et l'automne pour ordonner ces frictions, qu'il pratiquait de la façon suivante :

D'abord, préparation des malades par le bain, les lave-
ments, le petit lait, la décoction de chiendent ou de salsepareille; il fait commencer ensuite les onctions avec un
gros de pommade, dont on se frictionne, le soir seulement,

la plante des pieds ; il désigne cette partie de préférence,
comme point de départ d'un grand nombre de vaisseaux
absorbants, et parce que toutes les autres régions de la
peau seraient irritées et même excoriées par la force du
médicament. Les frictions se renouvellent les deux jours
suivants et au même endroit. Le quatrième, on fait bai-
gner les malades pour ne reprendre les frictions que le
lendemain, mais à la dose d'un gros et demi. Il faut poursuivre ainsi jusqu'à guérison complète, en continuant une
boisson délayante quelconque, et en intercalant un bain
tous les trois ou quatre jours. Jamais il ne faut porter la
dose de pommade au delà de deux gros.

Nous ne citerons enfin que pour mémoire la méthode
de *Scatigna*, qui, en faisant placer le soir dans le creux
axillaire 2 à 4 grammes d'onguent napolitain, et en maintenant la peau en contact avec le médicament, prétendait
être certain que cette dose était absorbée le lendemain
exactement et complètement. Ainsi que la méthode du chi-
rurgien anglais *Clare*, reprise en France par Brachet de
Lyon ; il s'agit de frictions glosso-palatines, qui par cette
localisation même sortent de notre sujet.

Epoque actuelle. — Au commencement de ce siècle,
après une longue période de calme, la médication mercurielle se trouve de nouveau subitement en butte à des attaques violentes et multipliées. En France, l'école physiologique, après Broussais, niant la spécificité de la syphilis
va jusqu'à mettre au compte du mercure la production des
accidents secondaires ; de même Murphy en Angleterre ;
plus récemment, Joseph Hermann et Lorinser, de Vienne,

reprennent la même thèse; puis en France, Auzias Turenne.

A côté de ces adversaires systématiques de tout emploi du mercure, il se forme en dernier lieu une école plus conciliante, anti-mercurialiste non systématique, représentée par William Fergusson, John Thomson en Angleterre, Fricke et plus tard Bœrensprug en Allemagne, Diday en France. Ces derniers n'admettent pas qu'il faille traiter indifféremment tous les malades par le mercure, et veulent démontrer que la syphilis peut évoluer d'elle-même vers la guérison spontanée. Des travaux fort remarquables dans cette direction sont dus à M. Diday, qui a rendu de réels services en faisant mieux connaître la marche de la maladie.

Mais après toutes ces attaques, l'utilité même du mercure est aujourd'hui plus que jamais universellement reconnue. Ricord, en le bannissant du traitement du chancre simple et des blennorrhagies, a nettement précisé les indications de son emploi, et a mis en pleine lumière la puissance de son efficacité contre la syphilis. M. Diday lui-même l'emploie couramment, lorsque l'ensemble des premiers symptômes lui fait craindre l'évolution d'une forme grave de la maladie, et spécialement contre toutes les lésions de la syphilis infantile héréditaire. Il distingue seulement des syphilis faibles, tendant spontanément à la guérison, après quelques poussées de plus en plus atténuées sur la peau et les muqueuses. Pour ces formes légères, il ne prescrit pas la médication mercurielle, mais seulement une hygiène convenable, en les abandonnant à leur évolution naturelle.

Nous devons à ce moment nous souvenir des enseignements si autorisés de M. Fournier : « Les prétendus éléments d'un diagnostic prévisionnel de la vérole, nous les avons étudiés longuement, dit-il, et de leur étude il est résulté ceci pour nous, qu'aucun d'eux n'a de valeur sérieuse ; aucun d'eux ne permet de préjuger l'évolution future dans un cas donné de syphilis, aucun d'eux n'autorise le médecin à prédire une vérole forte ou une verole faible, une vérole bénigne ou une vérole grave. Dans ces conditions, comment serions-nous autorisés à dire à tel malade : « Traitez-vous, car vous avez tout à craindre ; » et à tel autre : « Ne vous traitez pas, vous u'avez rien à redouter ? » Dire cela serait prophétiser à l'aventure. Et, dans l'espèce, promettre à un malade une vérole bénigne, à jamais bénigne, serait lui donner une consolation dangereuse, une sécurité dont il pourrait bien se repentir quelque jour ; disons le mot, ce serait le tromper à ses dépens. Et ne pas le traiter alors, ce serait le laisser exposé à des dangers graves, sur la foi de données incertaines et d'assurances illusoires. »

Quant à l'action curative du mercure sur l'ensemble de la maladie, elle est incontestable, dit M. Fournier, et nous emprunterons à cet éminent syphiliographe le parallèle qu'il a tracé entre la vérole traitée et celle non traitée.

D'après ses observations, « 95 fois sur 100 pour le moins, la syphilis traitée est réellement bénigne. La presque totalité des malades qui se soignent traversent la vérole à peu de frais, ne présentant guère qu'un petit nombre d'accidents sans gravité, tels que les suivants : syphilides cutanées de forme superficielle et sèche (roséole, syphilides papuleuses ou papulo-squameuses) ; syphilides muqueuses se rencontrant parfois à plusieurs reprises, parce qu'elles sont provoquées par une excitation locale (exemple : les plaques de la bouche chez les fumeurs), mais n'ayant en

somme d'autre importance que celle d'aphthes plus ou
moins rebelles ; quelques adénopathies ; quelques douleurs
passagères (céphalée, arthralgies, etc.) ; un éclaircissement
temporaire de la chevelure, et quelques autres manifestations tout aussi légères. Nombre de nos malades sont
quittes à ce prix de la vérole, alors même qu'on les observe
de longues années après le début de l'infection. Je comp-
terais par milliers, pour ma part, ceux que j'ai vus ainsi
relativement épargnés par la diathèse, grâce à un traitement convenablement suivi. Et il n'est pas de médecin qui
n'ait en souvenir quantité de cas où ses malades en ont
fini avec la vérole à tout aussi bon marché. Chez les syphilitiques traités, les accidents sérieux ou graves de la vérole
sont chose rare, très rare. »

Mais plus loin :

« C'est alors surtout qu'elle n'est pas traitée, messieurs,
que la vérole devient sérieuse et redoutable, qu'elle mul-
tiplie ses coups, qu'elle s'épanouit en accidents de tout
genre, de tout siège et de toute gravité, qu'elle détermine
des lésions menaçantes ou des infirmités incurables, qu'elle
peut même aller jusqu'à compromettre l'existence. Ce qu'on
la voit produire dans ces tristes conditions, ce sont d'abord,
pour la période secondaire, des éruptions cutanées de toute
espèce, sèches d'abord, puis humides, suppuratives et ulcéreuses ; des syphilides muqueuses ; des adénopathies multiples, dégénérant parfois en cette variété de bubons que
nous avons décrits sous le nom de strumoïdes ; des alopécies
qui peuvent dénuder le crâne, et voire même des dépila-
tions générales ; des douleurs aussi variées que possible
(céphalées atroces, névralgies, périostites, myosalgies, arthralgies, etc.) ; des iritis, des choroïdites, des rétinites,
susceptibles de troubler à jamais ou d'abolir la vision ; des

sarcocèles, d'où résulte trop souvent l'atrophie testiculaire des désordres nerveux des plus divers, des paralysies, des accidents fébriles, des troubles gastriques, intestinaux, nutritifs, etc., ouvrant parfois la voie à de véritables cachexies; et plus tard, à une période plus avancée, dans le stade dite tertiaire, des syphilides profondes, pustulo-crustacées, ulcéro-tuberculeuses, phagédéniques, etc.; des gommes suivies d'ulcération ou de destruction d'organes; des exostoses, des caries, des nécroses; des lésions de cerveau ou de la moelle, d'où dérivent des hémiplégies, des paraplégies, des ataxies locomotrices, des troubles de l'intelligence, etc., toutes lésions entraînant à leur suite des infirmités incurables, quand elles ne déterminent pas la mort; des accidents viscéraux de tout siège et d'un pronostic des plus menaçants; sans parler encore de l'avortement, de l'accouchement prématuré et des formes si graves, si souvent mortelles de la syphilis héréditaire. »

Nous conclurons donc encore avec M. Fournier : « Celui qui, connaissant les conséquences funestes de l'expectation, abandonnerait ses malades à l'évolution naturelle de leur maladie, alors qu'il a en main un remède capable de prévenir de si lamentables désordres, ce médecin serait coupable et encourrait une responsabilité morale des plus graves. Il faut administrer le mercure, non seulement contre les accidents secondaires, mais aussi et surtout en prévision de l'avenir. Ce n'est ni le présent ni un avenir prochain qu'il faut redouter pour un malade affecté d'un chancre ou d'une syphilis, c'est l'avenir éloigné, l'avenir de six, dix, quinze, vingt, trente ans et plus : l'idéal que je poursuis, c'est d'atténuer la diathèse dans le présent pour *sauvegarder l'avenir.* »

L'emploi des frictions constitue, dans tous les cas, une

méthode extrêmement sûre. C'est elle qui a été presque exclusivement employée pendant quatre siècles ; en France,
cependant, on a l'habitude aujourd'hui de prescrire plus
volontiers le mercure à l'intérieur sous la forme de protoiodure ou de sublimé, préparations efficaces, à la condition
de les donner à la dose suffisante, qui est, d'après M. Fournier, de 0,10 centigrammes pour le protoiodure et de 0,04
pour le sublimé ; on se sert aussi du mercure métallique à
l'intérieur sous forme de pilules de Sédillot ; et pour atténuer, dans la mesure du possible, l'action irritante du médicament sur les voies digestives, on l'associe à l'extrait
thébaïque, on le fait prendre avec les aliments, etc. ; enfin,
on ne donne pas le mercure d'une façon continue, on laisse
reposer le malade à des intervalles réguliers, on observe,
en un mot, la règle des *traitements successifs*.

Quant aux frictions, on les réserve plus habituellement
pour les cas où il est indispensable d'agir vite et fortement,
ou pour ceux où l'intolérance digestive est très prononcée.
Il n'est pas rare, en effet, que les moindres doses de mercure, administré à l'intérieur, provoquent des troubles digestifs fort intenses, qui feront échouer le traitement et
pourront devenir une complication redoutable. Chez les
enfants, en particulier, la première condition du succès,
consiste à savoir respecter l'intégrité des fonctions de l'estomac et des intestins : « Qu'il s'agisse de prescrire un
traitement, de déterminer l'issue probable de la maladie,
dit M. le professeur Parrot, c'est sur le tube digestif que
le médecin doit tenir son regard fixé. » La plupart des auteurs conseillent donc de traiter la syphilis infantile exclusivement par les méthodes externes, et en particulier par
les frictions, qui agissent plus sûrement que les bains de
sublimé. Ces frictions, vantées par Brodie, ont eu l'appro-

bation de Cullerier, qui conseille de les pratiquer sur les parois latérales du thorax, au creux de l'aisselle, évitant ainsi les causes nombreuses d'irritation qui se montrent fréquemment sur les cuisses des petits enfants, lorsqu'on choisit cette partie pour y faire les frictions ; il prescrit aussi des bains savonneux chez ces enfants, pour détacher la pommade, et l'empêcher de durcir ou de rancir à la surface de la peau. Mais en somme, dans notre pays, ce n'est que le plus petit nombre des médecins qui recourent aux frictions comme méthode générale : nous aurons à revenir sur ce fait, pour en rechercher les causes probables, et pour nous efforcer de démontrer qu'il n'y aurait que des avantages dans une vulgarisation plus grande de la méthode des frictions, surtout si on les débarrasse de leurs principaux inconvénients, actuellement trop réels.

A l'étranger, tout au contraire, c'est principalement à l'aide des frictions mercurielles érigées en méthode générale, que l'on institue les traitements de la syphilis : ces pratiques sont très répandues en Angleterre, en Russie, et principalement en Allemagne.

Bœrensprug, de Berlin, dit que les frictions produisent une action plus sûre et plus prompte que toutes les autres médications mercurielles. Mais, c'est surtout à l'influence de Sigmund, de Vienne, que l'on doit la généralisation des frictions en Allemagne.

C'est en 1859, que ce médecin a publié le résultat général de ses recherches sur ce mode de traitement, dont il se sert à l'exclusion de tout autre (1). Ce traitement comprend trois temps : 1° la préparation des malades ; 2° les frictions ;

(1) Die enreibungskur mit grauer salbe bei syphilisformen (Des onctions avec l'onguent gris comme cure des formes syphilitiques). Vienne, 1859.

3o le traitement après les frictions : nous en empruntons la descriptiou au tome I de la pathologie externe de Follin.

Méthode de Sigmund. — 1o La préparation des malades dure de six à dix jours. On cherche à régulariser le régime, à écarter ou à modifier diverses affections, comme les fièvres, les diarrhées, et surtout les affections des gencives. On rend aussi la peau plus souple par l'administration de bains, dont la température varie de 24 à 27o R.

2o On fait ordinairement les frictions sur les deux jambes, les deux cuisses, les faces antérieures de la poitrine et du ventre, sur le dos et sur les bras ; chaque friction dure au moins vingt minutes. Elles doivent être pratiquées le soir avant le coucher, et l'on enveloppe ensuite les parties frictionnées dans des draps de toile ou de coton. Le changement de linge après chaque friction est nécessaire.

La dose d'onguent napolitain employé dépasse 1 gramme par jour. Le nombre des frictions varie de vingt à trente. Les malades doivent garder le lit pendant dix-huit heures et peu manger; mais dans l'alimentation il faut toujours tenir compte des complications anémiques qui contre-indiquent la diète. En même temps on devra prescrire des gargarismes au sublimé, à l'alun, à la teinture d'iode, suivant qu'il y a ou non ulcération de la muqueuse buccale ou pharyngée. On suspend les frictions pendant la période menstruelle ; il n'en est pas de même pendant la grossesse, et Sigmund pense qu'appliquées de bonne heure, elles peuvent prévenir l'infection du fœtus. Chez les femmes en couches, on laisse passer de deux à trois semaines avant de commencer les frictions, jusqu'à la disparition de l'anémie qui suit en général l'accouchement. Les frictions faites chez des nourrices ne paraissent pas avoir d'influence sur la syphilis des enfants qu'elles allaitent ; aussi sont-elles en même temps employées chez ces enfants. La cicatrisation des blessés et des opérés n'est pas retardée par ce mode de traitement.

En même temps qu'on prescrit les frictions, on peut donner des médicaments internes : la décoction de Zittmann, de Pollini, les diurétiques, les narcotiques, les iodés, les ferrugineux, les amers, l'huile de foie de morue.

La saison la plus favorable pour l'emploi de cette médication est le printemps et la première moitié de l'été.

3° Après la dernière friction, les malades prennent un bain de savon (25 à 27° R.) d'une demi-heure. On les fait encore rester au lit pendant quatorze heures, en cherchant à provoquer la transpiration. Leur alimentation est en même temps augmentée peu à peu.

Ce traitement donne lieu à quelques accidents. On observe quelquefois des inflammations cutanées et des eczémas : mais ils sont rarement assez intenses pour faire suspendre le traitement.

La salivation est un autre accident plus sérieux, mais ce n'est pas le résultat que Sigmund désire obtenir. D'ailleurs, il n'a vu que rarement des salivations, et presque jamais elles n'étaient assez intenses pour faire cesser les frictions ; mais il a dû suspendre la médication dans certains cas de sueurs abondantes, de diarrhées rebelles, de fortes congestions vers la tête, le cœur et les poumons, d'épistaxis, d'hémorrhagies par l'anus et l'utérus, et d'attaques épileptiques. Dans quelques cas aussi, certaines douleurs paraissent augmenter sous l'influence des frictions, et l'aggravation de l'insomnie l'a forcé de renoncer deux fois à l'emploi de ce moyen.

Nous avons cherché à savoir si les principes de ce trai-

tement, ainsi posés par Sigmund, il y a déjà plus de
vingt ans, n'avaient pas été modifiés en Allemagne même :
et nous avons pu voir que la plupart des praticiens allemands font actuellement grand usage de bains, pendant
toute la durée du traitement, à l'encontre de la manière
primitive du médecin viennois, qui s'en servait surtout
avant et après ; nous devons à l'obligeance de M. le docteur Schuster, d'Aix-la-Chapelle, les renseignements suivants, rendus précieux par l'étendue de sa pratique et de
son expérience.

Méthode allemande actuelle. — « Quant à l'application de
l'onguent, j'ordonne en général, 4 à 5 grammes par jour, à
appliquer une heure après le bain. Un frotteur frotte pendant vingt minutes une grande surface du corps, qui est
après la friction enveloppée ou couverte avec de la flanelle
pour toute la journée. Le jour suivant, la place est nettoyée
dans le bain. Le malade doit prendre un régime fortifiant,
aller à l'air, rincer la bouche 4 à 6 fois par jour, avoir
garde aux gencives, aérer la chambre. Du moment où la
colique ou diarrhée mercurielle s'établit (ce qui se fait en
général après 18 à 20 frictions), il faut les cesser ; il faut
aussi les cesser, si les gencives commencent à gonfler, ou
si le malade ne peut plus bien marcher. »

Méthode de M. Panas. — En France, c'est principalement
M. Panas, à Paris, M. Schutzenberger, à Strasbourg, qui
ont recommandé avec insistance la pratique des frictions.
M. Panas décrit ainsi sa méthode : « Nous nous servons de
l'onguent mercuriel double de bonne qualité, c'est-à-dire
contenant du mercure parfaitement éteint. La dose habituelle est de 6 grammes par jour. Les frictions sont faites

le soir en se couchant, sur une partie limitée du corps, et d'un seul côté, le mollet de préference, ou la cuisse, ou l'aine, ou le bras, ou l'aisselle.

On frotte pendant trois à cinq minutes, au plus ; puis on couvre la région d'un linge et de taffetas gommé ; et l'on fixe le tout à l'aide d'un mouchoir et de quelques tours de bande.

Pour éviter l'irritation de la peau, varier chaque soir le lieu d'application de la pommade, et le lendemain on l'essuie, ou, si le malade y tient, on lui permet de se laver avec du savon et de l'eau chaude.

« Si rien ne s'y oppose, continuer les frictions pendant un mois ou six semaines.

« Revenir à l'usage du mercure chaque fois que de nouveaux accidents se montrent. Par ces traitements successifs on arrive à l'extinction de la syphilis au bout de six mois à deux ans, généralement. »

Méthode de M. Schutzenberger. — M. Schutzenberger, de son côté, ne néglige pas les mesures rigoureuses d'hygiène employées par les anciens : il ne se contente pas d'administrer le mercure, il institue une véritable cure. Dans la pensée que la médication agit mieux chez les sujets qui se nourrissent moins, il condamne le malade à garder la chambre, le met à la diète, et provoque d'abondantes sudations. Il donne des bains prolongés, il les purge à plusieurs reprises. La cachexie syphilitique même n'est pas une contre indication absolue.

Cette phase préparatoire correspond à la première période de Sigmund, et dure de quelques jours à deux semaines. Puis on commence les frictions, qui ne sont renouvelées que tous les deux jours. On emploie d'abord deux

Combret.   3

grammes, puis 4 et 5 grammes d'onguent. S'il survient de la salivation, on s'abstient d'augmenter la dose, et on administre le chlorate de potasse. Le linge de corps et les draps ne sont pas changés tous les jours, sauf le cas de salivation intense. On arrive ainsi généralement, avec douze ou quatorze frictions au plus, à arrêter les accidents et à les faire disparaître. Alors interviennent des bains savonneux ; le linge est changé avec soin, et la troisième periode commence; c'est la cure de reconstitution.

Les malades sont soumis à un régime fortifiant; on leur permet de sortir au bout de deux ou trois semaines en été, de deux ou trois mois en hiver. Ils sont ensuite soumis, pendant trois ou quatre semaines à un traitement par l'iodure de potassium.

M. Schutzenberger obtient d'excellents résultats de cette méthode, qui mériterait d'être mise en expérience, à Paris même, sur un champ étendu. Cependant nous voyons les médecins allemands de la nouvelle école renoncer à la diète, à l'internement, à l'affaiblissement systématique du malade, pour s'efforcer au contraire par tous les moyens de le tonifier ; et la plupart du temps l'on se trouve aussi fort bien d'un séjour au grand air, au bord de la mer ou dans les montagnes. Il serait donc extrêmement intéressant d'être mieux fixé sur la nécessité où l'importance relative de ces diverses règles, tantôt très rigoureuses. tantôt très accommodantes des traitements ci-dessus.

Médication d'assaut de M. Charcot. — Notre illustre maître, M. le professeur Charcot, emploie depuis longtemps avec le plus grand succès, et presque exclusivement, le traitement par les frictions mercurielles, mais en suivant une méthode qui lui est particulière et qu'il désigne fort justement; *traitement d'attaque ou d'assaut*. Pendant quinze jours, frictions tous les jours avec 4 grammes d'onguent mercuriel double, 2 grammes sous chaque aisselle; pendant quinze jours ensuite, repos; après quoi l'on reprend les frictions pendant une quinzaine, et ainsi de suite. Telle est la règle la plus ordinaire de cette méthode, qui peut rendre les plus grands services, dans les cas pressants, lorsqu'il y a des manifestations cérébrales, etc. L'essence même de la méthode est donc fort simple ; elle est indépendante en principe de toutes les circonstances accessoires, bains, sudations, diète, etc., que nous avons vues observer ci-dessus avec une véritable rigueur : elle consiste seulement dans la succession régulière, rhythmique des périodes actives et des périodes de repos. Le professeur prescrit parfois trois semaines pour chacunes d'elles. ou bien trois semaines de frictions et quinze jours de repos. De même, la dose d'onguent employé quotidiennement peut être augmentée en certains cas. Enfin lorsque cela est utile M. Charcot ne néglige pas de faire prendre en même temps à l'intérieur l'iodure de potassium, à dose assez forte, 4 ou 5 grammes, pour chaque jour de la période active des frictions. On interrompt alors les deux médicaments à la fois dans les cas de traitement mixte, lorsqu'arrivent les jours de repos.

M. Martineau, dans ses cliniques faites à l'hôpital de Lourcine, un peu avant la suite de ses recherches sur les injections de peptone mercuriques a aussi préconisé la méthode des frictions et rappelé en ces termes la méthode de M. Charcot : « Dans le cas où la gravité de manifestations syphilitiques impose ce que M. Charcot appelle une véritable médication d'assaut, vous pourrez employer les *frictions avec l'onguent mercuriel double*, à la dose de 4,

6 et 8 grammes, une à trois fois par jour, aux pieds, aux aisselles, aux bras, aux parois du thorax. Il faut avoir soin de ne pas excorier la peau, et pour cela changer tous les jours la place où l'on pratique la friction. Vous éviterez de le faire aux aines, où l'on détermine facilement un eczéma des bourses, ou de la vulve. En outre tous les jours le malade doit prendre un bain de son, pour combattre l'irritation de la peau, la dermite, causée par la pommade mercurielle.

M. Martineau dit aussi, à propos des enfants : « les frictions sont avantageusement utilisées dans la syphilis infantile . On fait le soir une friction avec un gramme d'onguent, sur l'une des parois du thorax, le lendemain une seconde sur l'autre paroi : ainsi de suite pendant trois semaines. Un bain d'amidon de cinq minutes chaque matin est indispensable. »

Méthode de M. Denis Dumont. — M. Denis Dumont, professeur de clinique chirurgicale à l'école de médecine de Caen, préfère à tous les autres modes d'emploi du mercure, les frictions et les onctions; mais comme elles ont l'inconvénient de salir le linge, il a inventé pour y remédier les *chaussettes napolitaines;* chaussettes, à cause du mode choisi pour les frictions ; napolitaines, à cause du produit employé.

« Quant au procédé, dit l'auteur, le voici en quelques mots : Chaque soir, en se couchant, le malade, au lieu de se noircir les aisselles, ou les cuisses, ou le ventre, se frictionnera simplement les pieds ou la partie inférieure des jambes avec gros comme une noisette d'onguent napolitain pour chaque pied. Il recouvrira le tout d'une paire de chaussettes de laine, destinée à cet usage unique.

« Plusieurs considérations concourent à leur succès auprès des malades; d'abord le lit n'est plus sali, pas plus que le vêtement ; les contaminés ne sont plus un objet de dégoût, ni pour eux-mêmes, ni surtout pour ceux qui les entourent. De plus, un homme marié, et je prends de suite le plus grave et le plus embarassant, peut, en simulant des rhumatismes, employer les fameuses chaussettes napolitaines sans éveiller le soupçon ou l'attention de qui de droit. »

Absorption. — Quelle que soit la méthode adoptée pour les frictions ou onctions, l'absorption du mercure est un fait constant, surabondamment démontré par les phénomènes physiologiques et cliniques, et par des analyses maintes fois répétées. Mais dans quelle combinaison, sous quel état le médicament pénètre-t-il dans l'organisme, est-il entraîné dans la circulation générale, combien de temps séjourne-t-il dans le corps, ou s'accumule-t-il de préférence, quelles sont les voies principales et les conditions de son élimination finale? Voilà autant de points du plus haut intérêt, mais nous devons dire que, dans l'état actuel de la science, un petit nombre seulement de ces questions est susceptible d'une réponse précise et suffisamment complète.

Un grand nombre d'auteurs affirment que sous l'influence des frictions, le mercure métallique très finement divisé, peut pénétrer directement dans l'épaisseur de la peau, et de là dans les radicules lymphatiques, pour se diffuser dans tout l'organisme.

En 1847, Landerer, puis Eberhard ; peu de temps après Œsterlen et V. Hasselt, trouvent des globules mercuriels dans la peau de plusieurs animaux soumis aux frictions. En 1861, Overbeck retrouve le métal en gouttelettes, non seulement dans les couches profondes de l'épiderme et dans le derme, mais dans les muscles intercostaux et jusque dans le tissu sous-pleural d'un lapin frictionné sur le ventre préalablement rasé. En 1867, Blomberg confirme pleinement ces expériences : de plus il frotte avec dix grammes d'onguent napolitain l'avant-bras d'un cadavre, immédiatement après la mort; le lendemain l'examen histologique démontre la pénétration des globules métalliques non oxydés, de 4 à 80 µ, dans les couches profondes de l'épiderme, dans le corps muqueux, l'épaisseur du chorion et quelques conduits sudoripares.

En 1869, M. le professeur Gubler a émis l'opinion que l'absorption du mercure après les frictions, a lieu par ses vapeurs à l'aide des glandes sudoripares. En 1870, Bœrensprug, Hoffman, Rindfleisch, ont bien combattu toutes les conclusions précédentes, en soutenant que dès l'épiderme le mercure doit subir des modificatious chimiques avant, d'être absorbé. Mais les belles expériences de Merget (1871), en démontrant la rapide volatilité du mercure, même à 15° au-dessous de zéro et après son incorporation à l'axonge, sont venues appuyer fortement l'opinion de M. Gubler, défendue aussi depuis par Rabuteau, Neuman, Röhrig.

La question restant fort controversée, M. Fleischer, en 1877, a fait de nombreuses expériences, après lesquelles il conclut ainsi : « Les frictions avec l'onguent mercuriel font pénétrer des particules de métal dans les couches les plus superficielles de l'épiderme, mais jamais plus profondément : on n'en trouve ni dans le corps de Malpighi, ni dans le chorion, ni dans les glandes, ni dans les follicules pileux. »

Nous citerons enfin les *recherches expérimentales* sur l'absorption *et l'action du mercure de l'onguent napolitain*, par Furbringer (Archiv. für Path. anat. und phys., t. LXXXII, p. 491.)

L'auteur a voulu résoudre par l'expérimentation les questions suivantes: 1° le mercure métallique de l'onguent gris pénètre-t-il en nature dans l'organisme?

2° Le métal en contact avec les humeurs est-il oxydé et rendu soluble?

A la première, la réponse des expérimentateurs a été tantôt négative, tantôt positive.

La seconde n'a été traitée que par des chimistes. Nous ne donnerons pas le détail des expériences qui sont assez simples. Voici les conclusions de l'auteur :

« Le traitement par les frictions mercurielles (l'onguent étant récemment préparé et pur d'oxyde, et la peau ainsi que les muqueuses étant à l'état normal) agit de la manière suivante:

« 1° Les globules métalliques sont directement introduits par la friction, au lieu même de l'application, dans les follicules sébacés ou pileux, où ils se transforment sous l'influence de la sécrétion glandulaire en une combinaison soluble, susceptible d'être résorbée;

« 2° Les vapeurs mercurielles inspirées se déposent en régule sur les muqueuses accessibles, et forment, en se déposant, un produit oxydé soluble et résorbable.

« Par contre, les éléments métalliques ne peuvent pénétrer au travers de la peau saine, au lieu d'application, ni les vapeurs mercurielles pénétrer à travers la peau ou les muqueuses pour apparaître dans le sang. »

« 3° Le mercure métallique peut entrer dans la circulation spécialement à l'endroit de la friction, lorsque la peau est saignante: dès que le contact du métal avec le sang vivant s'est produit, il se forme une combinaison soluble et active; ,

« 4° Le même fait se produit, lorsque, par suite d'une solution de continuité des muqueuses, les vapeurs mercurielles peuvent pénétrer directement dans le sang ;

« 5° Pour la même raison, la vapeur mercurielle, qui s'est déposée en régule sur la peau, peut devenir active, dès que ses produits d'oxydation, devenus solubles, sont mis en contact avec des districts cutanés dépouillés de leur épiderme. »

Circulation. — Dans quel état le mercure est-il dans le sang, et sous quelle forme chimique est-il entraîné dans la circulation générale? Ici l'incertitude est encore bien plus grande. Hunter, prenant en considération que les préparations mercurielles produisent un seul et même effet sur la constitution, avait émis l'opinion qu'elles devaient finalement se transformer toutes en un même composé. Olsterlen croit qu'elles sont absorbées en nature. M. Rabuteau pense que toutes les combinaisons mercurielles introduites dans l'organisme sont amenées finalement à l'état de mercure métallique, et il rappelle des observations d'anciens auteurs, qui, à une époque où les mercuriaux étaient donnés à doses exagérées, avaient reconnu la présence de globules de mercure dans les os, le pus des ulcères, le cerveau. En 1847, Landerer, et en 1849, Haselt, assurent qu'ils ont constaté la présence du mercure en globules métalliques dans le sang. Mais après de nouvelles expériences, Bœrensprug, Hoffmann, Rindfleisch, ont soutenu des conclusions contraires.

D'après Mialhe, dont la théorie est restée longtemps classique, tous les composés mercuriels, en présence des chlorures alcalins dissous dans les liquides organiques, se transformeraient, « en une certaine quantité de sublimé corrosif, ou, pour mieux dire, de chlorure hydrargirico-alcalin; la quantité de sublimé qui prend naissance avec les différents composés fournis par le mercure est loin d'être la même pour chacun d'eux ; le bioxyde de mercure, et la plupart des composés binaires qui lui correspondent par leur composition, les deuto-sels de mercure en général, mis en présence des chlorures alcalins, donnent du deuto-chlorure de mercure et un nouveau sel alcalin, le proto-xyde de mercure : ce n'est que par une réaction subsé-quente qu'une très faible proportion de sublimé corrosif est produite. C'est pourquoi tous les deuto-sels constituent des agents héroïques, tandis que les proto-sels, au con-traire, constituent des agents d'une activité bien moindre et toujours à peu près inoffensive. On pourrait même dire médicalement parlant, que les proto-sels n'agissent jamais que par la faible proportion de sublimé auquel leur décom-position donne naissance. »

Voit a émis en 1857 une opinion fort analogue; d'après cet auteur, sous quelle forme que l'on introduise le mer-cure, l'action des chlorures du sang amène la transforma-tion des sous-oxydes en calomel, et des oxydes en bichlo-rure; de plus, celui-ci formerait une combinaison avec le chlorure de sodium et l'albumine. A rapprocher de la modi-fication formulée par Mialhe pour la liqueur de Van Swie-ten avec adjonction de blanc d'œuf, modification qui est réellement mieux tolérée par les malades.

Effets d'absorption. — Les recherches les plus récentes semblent démontrer finalement la formation d'un sel double, albuminate d'oxyde de mercure, uni au chlorure

de sodium, comme aboutissaut ultime et constant du mercure absorbé dans l'organisme.

« Cet état de combinaison du mercure avec l'albumine du
sang devient, dit Gubler, une cause d'hypercrinie et même
de phlogose pour un certain nombre d'émonctoires, dont la
secrétion se montre accidentellement albumineuse. Par le
même mécanisme, le mercure dépouille le sang d'une partie de sa substance plastique ; en outre, par une action
spéciale, indéterminée, il rend la fibrine déliquescente et
s'oppose à la régénération des hématies, et finalement il
conduit l'organisme aux troubles les plus variés, à travers
la dyscrasie sanguine et la cachexie. »

Mais dans beaucoup de cas, le mercure, administré avec
mesure, ne semble se manifester par aucun trouble physiologique : on voit des malades guéris de la syphilis sous
l'influence du traitement mercuriel, sans avoir présenté
aucun phénomène que l'on soit en droit de rapporter au
médicament — le mercurialisme est alors latent (Gubler).

Dans les cas les plus ordinaires, l'action se développe
lentement, peu apparente d'abord ; mais pour étudier la
suite des effets d'absorption du mercure, il est essentiel de
distinguer nettement un mercurialisme léger et un mercurialisme intense.

Le premier, qui nous intéresse le plus, est celui qui
survient habituellement, lorsque la médication sagement
menée ne dépasse pas les doses tolérables pour le malade,
qu'on ne la continue pas trop longtemps sans interruption,
que l'on ne recherche pas, comme autrefois, la salivation,
qu'on s'efforce au contraire de l'éviter, surveillant attenti-
vement l'action du mercure, pour diminuer les doses ou
les supendre complètement pour un temps aux premiers
signes d'intoxication. Telles sont les règles généralement

observées aujourd'hui, et grâce à cès précautions, les accidents graves sont tout à fait exceptionnels ; on ne le observe guère que dans les cas où l'on se trouve contraint par l'imminence du danger (syphilis cérébrale), d'introduire d'urgence le médicament à doses élevées, répétées, coup sur coup.

Le mercurialisme intense est extrêmement différent, et son tableau nous entraînerait bien en dehors des limites de notre travail. On l'observait fréquemment autrefois, non seulement chez les malades traités sans règle et sans mesure avec des quantités massives et très exagérées de mercure, mais encore chez les empiriques qui pratiquaient eux-mêmes avec la main nue les frictions sur leurs malades. Ce mercurialisme intense ou hydrargyrisme proprement dit peut être aigu ou chronique, suivant qu'il résulte de l'introduction rapide dans l'organisme d'une grande quantité de mercure à la fois, ou bien de doses faibles, mais longtemps prolongées. Il peut être encore thérapeutique ou professionnel. Aujourd'hui cette intoxication et presque toujours observée sous sa forme chronique, et de cause professionnelle chez les ouvriers mineurs d'Almaden ou d'Idria, chez les doreurs, les miroitiers, les constructeurs de baromètres, les chapeliers, etc.

Cette distinction, entre le mercurialisme intense de cause thérapeutique et celui de cause professionnelle, est encore importante au point de vue du pronostic ; l'hydrargyrisme thérapeutique en effet, plus souvent aigu que chronique, guérit presque toujours sans laisser de désordres appréciables : en tous cas, il est loin d'avoir l'importance extrême de l'intoxication professionnelle, dont les conséquences sont bien plus terribles, et les antimercurialistes anciens et modernes ont beaucoup trop assombri le tableau de l'hydrargyrisme intense confirmé. Cependant nous devons toujours le considérer comme une complication fort fâcheuse, comme une série d'accidents qu'il faut toujours prévoir pendant le traitement pour s'efforcer de les prévenir, et en tous cas de les enrayer et de les guérir aussitôt qu'ils se produiraient. Nous reparlerons brièvement de quelques-uns de ces accidents au chapitre suivant : *inconvénients* et *accidents* de la méthode des frictions.

L'on peut observer toutes les nuances intermédiaires, entre le mercurialisme intense, qu'il faut toujours avoir pour but d'empêcher, et le mercurialisme normal chez un malade bien traité, mercurialisme faible, représentant alors véritablement les effets physiologiques de l'absorption du mercure à dose thérapeutique, et si léger, qu'il ne mérite plus le nom d'hydrargyrisme. Ces états intermédiaires peuvent s'observer, même lorsqu'on met une grande attention à surveiller les effets du traitement, chez certains malades doués d'une idiosyncrasie particulière, et tout à fait intolérants pour le mercure. Chez ces malades ainsi prédisposés, les moindres doses risquent d'être si mal supportées, que la stomatite, les troubles digestifs, la diarrhée survient aussitôt. C'est surtout dans ces cas qu'il conviendra de suspendre fréquemment la médication.

Lorsqu'on a pu prévenir tous ces accidents, qu'on doit considérer comme extérieurs à la médication normale proprement dite, les effets d'absorption du mercure diffèrent absolument de ce qu'on avait coutume de les représenter. Tandis qu'à doses fortes et intolérées, le mercure est un agent très actif de dénutrition et de destruction, à faible dose, il est plutôt reconstituant ; tandis qu'à haute dose, il abaisse le chiffre des globules et modifie le plasma du sang en le rendant moins riche en fibrine, à dose tolérée, il fait augmenter le nombre des globules et le poids total du malade, dont les forces cessent d'être déprimées et dont les fonctions se rétablissent avec vigueur.

Tels sont les résultats d'une première série d'expériences faites par M. Grassi, à l'hôpital du Midi ; quand la maladie était ancienne, le sang était pauvre en globules : peu de temps après que le traitement mercuriel était commencé, on pratiquait tous les huit jours une saignée de 150 grammes, et, malgré ces évacuations répétées, on constatait que les globules augmentaient de nombre, et que le sang se reconstituait : mais ici, on pouvait dire que les sujets étaient déprimés par la maladie, et que la santé habituelle reparaissait sous l'influence d'une médication appropriée.

M. Wilbouchewitz, de Moscou, employant la méthode de numération des globules proposée par Malassez, a poursuivi ces recherches pour déterminer l'action du mercure sur la richesse du sang en globules rouges et blancs. Il s'agit toujours d'une médication à doses modérées, ne pouvant produire qu'un mercurialisme faible, et pour ainsi dire thérapeutique, c'est-à-dire ne s'accompagnant que d'accidents fort légers, et comportant tout au plus une stomatite peu intense, caractérisée seulement par la rougeur et le gonflement des gencives, avec saveur métallique, altération de l'haleine, mais dans laquelle on cherche à éloigner la salivation et a fortiori les accidents consécutifs.

Il a recueilli d'importantes observations, au même hôpital du Midi, sur des malades atteints de chancre infectant avec pléiade ganglionnaire, quelques-uns avec accidents secondaires. Il a reconnu que les globules rouges étaient deux fois plus considérables pendant le traitement qu'avant ; ils sont plus nombreux dans les premiers temps de l'emploi des mercuriaux; plus tard, ils diminuent, et quand on suspend leur prescription, ils augmentent. Le nombre des globules blancs a présenté, en général, des variations inverses numériquement à celles observées sur les globules rouges.

M. Wilbouchewitch a interprété de la manièrc suivante les résultats qu'il a obtenus :

1⁰ Avant le traitement, l'hypoglobulie est causée par la syphilis ;

2⁰ A la première période du traitement, le mercure arrête et guérit l'hypoglobulie syphilitique (la période de traitement pendant laquelle le nombre de globules rouges a augmenté a été de seize jours en moyenne).

3⁰ Lorsque le traitement est alors poursuivi, il semble devenir *nuisible* et ramener l'anémie.

4⁰ Le traitement cessant, le mercure s'élimine, et il revient dans l'économie à des proportions où ses effets sont plutôt favorables que nuisibles.

Mais bientôt, ainsi que le montre une observation de Malassez, la quantité de mercure retenue dans le sang devient trop faible pour combattre l'anémie syphilitique, et il est bon de reprendre le traitement.

Nous ne pouvons nous empêcher, à propos de ces expérimentations fort précises, de faire observer comment elles viennent confirmer la justesse et l'utilité des règles professées par M. Fournier, sous le nom de traitements successifs, et par M. Charcot à propos de son système de « traitement d'assaut ».

M. Wilbouchewitch a recherché ensuite l'action des préparations mercurielles sur le nombre des globules rouges chez les animaux, et aux doses assez faibles qu'il a employées, il a vu toujours de l'hypoglobulie dès le début, augmentant à proportion que l'administration du mercure coutinuait, disparaissant graduellement quand on a cessé la mercurialisation.

De l'ensemble de ses expériences, notre auteur a conclu à la nécessité de diviser le traitement de la syphilis en plusieurs périodes, en employant le mercure à petites doses, en le suspendant lorsque le nombre des globules cesse d'augmenter, pour le reprendre lorsque l'hypoglobulie s'est accusée de nouveau. Il fait donc de la numération des globules rouges, le critérium des phases successives et des époques pendant lesquelles il convient d'instituer ou d'arrêter la medication mercurielle.

Il faut remarquer, à ce sujet, que ces règles ne peuvent avoir qu'une valeur relative, car les accidents d'anémie mercurielle n'ont pas une telle gravité qu'ils doivent nécessiter l'interruption du médicamment, dans certains cas où l'état de la syphilis exige surtout qu'on intervienne avec une énergique efficacité.

M. Keyes, en Amérique, a répété les expériences de M. Wilbouchewitch ; il a trouvé que le mercure, à petites doses, augmente le nombre des globules chez tous les sujets, syphilitiques ou non ; mais il n'admet pas que cette augmentation soit temporaire, car il n'a pas vu la continuation du traitement amener l'hypoglobulie. Voici d'ailleurs ses conclusions :

1° Le merçure, *pris en excès*, diminue le nombre des globules rouges, surtout chez les malades d'hôpital ;

2° La syphilis diminue le nombre des globules rouges ;

3° Le mercure, à *petites doses*, même longtemps continué, augmente le nombre des globules ;

4° Le mercure à petites doses agit comme tonique et il

augmente le poids du corps ; à fortes doses il affaiblit et il tue ;

5° L'action tonique du mercure donné à petites doses s'observe même chez les sujets vierges de syphilis.

Les deux expérimentateurs sont en désaccord seulement sur la question de savoir si l'usage prolongé du mercure, *à petites doses*, augmente ou diminue le nombre des globules ; mais il faudrait commencer par définir, des deux côtés, ce que l'on entend par petites doses : les malades observés par M. Wilbouchewitz ont pris, pendant toute la durée du traitement, les uns 0,04 centigrammes de sublimé par jour en 4 pilules (malades de M. Simonet) ; les autres. 0,10 centigrammes de protoiodure en 2 pilules (malades de M. Horteloup) ; sans doute que les malades observés par M. Keyes prenaient des doses moindres, comme on le fait souvent ; il est possible qu'alors l'hypoglobulie ne se produise pas.

Mais l'opinion des deux auteurs, dit M. Hallopeau, est la même sur un point des plus importants : ils admettent tous deux que le mercure donné à faibles doses chez un syphilitique, non seulement ne diminue pas, mais augmente le nombre des globules au moment même où il agit efficacement sur les manifestations de la syphilis.

Nous ne pouvons dissimuler que ces faits ne sont guère favorables à la théorie qui explique exclusivement l'action du mercure par ses effets dénutritifs ; et il serait urgent de démontrer que cette action fluidifiante est réellement nécessaire ou utile à la guérison, puisque ces effets se produisent seulement quand les mercuriaux sont donnés à doses trop élevées ou trop prolongées ; alors le sang s'appauvrit, le sérum est plus fluide et plus abondant, l'amaigrissement plus ou moins marqué, mais ce sont là déjà les premiers symptômes de l'hydrargyrisme intense qu'il est de règle aujourd'hui d'éviter : d'autant plus que les syphilitiques chez lesquels on n'a pas dépassé les doses où le mercure ne produit que des effets toniques et fortifiants, ont paru guérir au moins aussi vite et aussi complètement de leur maladie elle-même, sans avoir eu par surcroît la maladie du médicament en excès.

Nous devons dire à propos de l'augmentation du poids du corps signalée par Keyes, indiquée autrefois par Hufeland, qu'elle a été constatée plus récemment par MM. Basset, Liégeois, Armaingaud, et Martin-Damourette ; elle a été constatée encore tout dernièrement par M. le docteur Schuster, d'Aix-la-Chapelle, à propos d'un certain nombre de cures au savon napolitain dont nous devrons parler. M. Liégeois considère le sublimé à faibles doses, comme un reconstituant des plus puissants, et il admet qu'il porte son action sur le travail d'assimilation nutritive ; telle est également l'opinion d'un de nos syphiliographes les plus distingués, M. Clerc. Ces faits semblent tout au moins démontrer que, dans des conditions vraiment thérapeutiques, le mercure n'est pas un dénutritif ni un anti-plasmatique ; ils démontrent surtout qu'il est de la plus haute importance de bien préciser les règles de son emploi, de ne pas l'abandonner aux errements d'un aveugle empirisme, mais qu'il convient particulièrement de ne l'administrer qu'à faibles doses, successivement interrompues et reprises après un repos suffisant, sans dépasser la limite de l'état physiologique ainsi décrit : « le mercurialisme léger ».

Sur le système lymphatique, les mercuriaux exercent une action manifeste : ils ne dépriment pas, comme l'a prétendu bien à tort l'école italienne, en les rangeant parmi les hyposthénisants du système lymphatico-glandulaire ;

Combret.   4

ils excitent au contraire. Les travaux de James Koss ont établi d'une manière certaine, que le mercure absorbé augmente l'activité fonctionnelle des lymphatiques, ce qui pourrait expliquer pour une part le mécanisme de ses effets curatifs dans la syphilis.

Enfin, sur le système nerveux, les mercuriaux n'exercent qu'une action peu apparente, lorsqu'on ne dépasse pas les doses thérapeutiques ; néanmoins on a reconnu que parfois ils affaissent l'activité nerveuse, et possèdent une réelle influence sédative. Ce n'est encore que lorsqu'ils sont donnés d'une manière continue, quand les sujets sont habituellement exposés par leur profession à des vapeurs mercurielles, que leur action est toute différente : ils excitent alors, provoquent des névralgies, des névroses variées, un tremblement général, des troubles de la vision, cet état mental que Dietrich a décrit sous le nom *d'hypochondrie mercurielle*, et enfin ce profond dépérissement de l'organisme caractérisé par l'hypoglobulie, l'état aplastique du sang, l'albuminurie, l'amaigrissement, la faiblesse générale, les tremblements, en un mot la véritable cachexie de l'hydrargyrisme intense, que le médecin doit toujours s'attacher à combattre avec le plus grand soin dès les premiers symptômes.

Localisations du mercure. — On sait que le mercure peut séjourner dans la plupart des tissus, car on l'a trouvé dans le sang, dans le foie, les reins, le cerveau, le cœur, les poumons, et d'une manière générale dans tous les viscères ; mais c'est dans le foie et dans les reins qu'il s'accumule en plus grande quantité.

MM. Mayenson et Bergeret ont fait à ce sujet des recherches intéressantes (1873); ils injectent 0,015^{mm} de sublimé sous la peau d'un lapin; au bout d'une heure, l'animal est sacrifié et la présence du mercure est constatée dans tous les organes, surtout dans le foie et dans les reins. La même expérience est répétée sur un second lapin, que l'on tue au bout de deux heures seulement, et l'on trouve beaucoup de mercure dans le foie, dans les muscles, et en petite quantité dans le cerveau.

On pourrait se demander si la présence d'une plus grande quantité de mercure dans le foie et les reins ne tient pas à la grande quantité de sang qu'ils renferment? Une troisième expérience de MM. Mayenson et Bergeret répond à cette objection : chez un lapin sacrifié deux heures après une injection de 0,01 de sublimé, ils constatent que le sang contient beaucoup moins de mercure que ces viscères.

Le fait de cette localisation spéciale dans le foie et dans les reins n'est pas sans importance au point de vue de la méthode des frictions : pour le foie, en effet, l'administration par la voie externe permettra d'éviter l'excès d'action du médicament; quant aux reins, qui ne sont des organes d'accumulation que pour devenir la voie principale d'élimination, il sera très important de s'assurer que leurs fonctions s'exercent normalement, dans leur intégrité complète, ou du moins suffisante pour prévenir tous les accidents qui pourraient autrement survenir.

Beaucoup d'auteurs anciens, cités par M. Hallopeau, disent avoir retrouvé le mercure dans les os, et plusieurs de leurs observations paraissent authentiques. Fontanus dit positivement : « Dissecto cadavere, circà juncturas guttulæ tremulæ hydrargyri a me inventæ sunt. » En 1792, Brodbeld laisse sécher les os d'un sujet syphilitique dans le but de les préparer; quand il les sectionne, il trouve du mercure dans plusieurs d'entre eux. De même, Otto et

Gulrt, en brisant les os d'un sujet syphilitique, voient s'en échapper des globules de mercure. Il faut remarquer que dans ces faits et dans tous les cas analogues, le métal n'a jamais été trouvé qu'après macération des os ; il n'est donc pas prouvé que la réduction se soit faite pendant la vie, comme le voudrait M. Rabuteau dans tous les faits d'absorption en général ; il est possible que la revivification n'ait eu lieu qu'ultérieurement, sous l'influence de la putréfaction. En somme, l'on ne sait pas encore exactement quelle forme revêt le mercure, lorsqu'il séjourne et s'accumule dans les tissus.

Élimination. — Les voies principales d'élimination sont les reins. Mais on trouve également le métal dans presque tous les produits de sécrétion, la bile, les liquides intestinaux et les fèces, la sueur, le lait et la salive. Kühne a voulu contester ce fait pour la salive ; comme les recherches avaient été faites avec la salive mixte, on a dit que le médicament s'y rencontrait à cause de la stomatite, dans l'épithélium buccal, et non dans le liquide salivaire. On a dû reconnaître cette objection plus spécieuse que fondée, depuis que Bernasky a constaté la présence du métal dans la salive extraite directement du canal de Sténon.

L'élimination du mercure par le lait est très importante, parce qu'elle peut être utilisée au point de vue thérapeutique. Elle a été de même contestée, mais les observations concordantes de Personne, de Binz, de Lewald et de Klink établissent nettement sa réalité. Dès lors, en pratiquant des frictions mercurielles à des vaches, à des chèvres, ou en administrant par un moyen quelconque du mercure à une nourrice, on a pu obtenir utilement des laits mercurialisés pour la nourriture ordinaire de nourrissons atteints de syphilis.

L'élimination par la peau a été aussi l'objet de controverses ; l'altération que présentent les bijoux en or, portés
par les personnes récemment soumises à des traitements
mercuriels, en constituaient depuis longtemps une démons-
tration populaire ; de même, la coloration de la peau, après
certains bains, chez les sujets atteints de tremblement. On
aurait vu, dans certains cas, sourdre de fines gouttelettes à
la surface de la peau ; l'observation la plus concluante dans
ce sens a été publiée par Salmeron, de Manchester. Un
homme atteint d'un chancre induré avait pris 60 centigrammes de sublimé, fait des frictions avec 45 grammes
d'onguent napolitain et des fumigations avec 30 grammes
d'iodure mercureux. Il ne salive pas, mais il souffre de douleurs nerveuses, d'insomnie, de pesanteurs à la tête ; deux
mois après la cessation du traitement, il remarque non
sans frayeur, que sa peau est couverte de petits globules
de mercure, spécialement à la région sternale, où ils sont
reconnaissables à l'œil nu ; son linge en porte aussi des
traces ; une lame de cuivre qu'il s'applique sur la peau est
amalgamée et montrée à une réunion de médecins ; l'exha-
lation dura environ trois semaines.

Une autre observation tout à fait démonstrative appar-
tient à M. Bordier : un homme atteint d'intoxication mercurielle est placé dans une baignoire en bois remplie d'eau
acidulée ; les deux pôles d'une série d'éléments de Bunsen
sont mis en communication avec lui, et l'on ne tarde pas à
voir une plaque de cuivre disposée au pôle positif se recouvrir d'un dépôt de mercure.

Ces faits sont importants, non pas seulement parce qu'ils
pourraient servir à démontrer la revivification du mercure
dans l'organisme, question fort controversée, mais parce
qu'ils établissent d'une façon positive la réalité de l'excrétion cutanée du mercure.

Or, chez les sujets qui font des frictions, on voit quelquefois survenir des sueurs abondantes ; on peut donc se demander pour ces sueurs, comme pour la salivation, si l'élimination du mercure par les glandes de la peau n'en serait pas la cause ? Il est intéressant de rapprocher l'existence de ces sueurs, pouvant apparaître spontanément, de la pratique de M. Schutzenberger et de certains autres, qui imposent à leurs malades le séjour au lit et la sudation, pratiques renouvelées des anciens, avec lesquelles il semblerait réellement que l'on observe moins de salivation. Sur ce point encore, il faut citer les expériences de M. Byasson, qui n'a pu trouver trace de mercure dans la sueur lorsque l'urine en contenait en notable proportion. Mais a-t-on suffisamment cherché si la proposition inverse ne se trouvait pas également réalisée ? c'est-à-dire, si l'élimination par la sueur ne serait pas considérable, justement lorsque l'urine excrétée ne contiendrait que peu ou pas de mercure ? — De nombreux faits cliniques ne tendraient-ils pas dès maintenant à démontrer que cette espèce de balance complémentaire peut s'établir entre l'élimination par la salive et celle par les reins, de sorte que la stomatite serait plus grave, somme suite d'abord et cause ensuite d'une salivation plus intense, dans le cas où les reins fonctionneraient mal ?

Nous devons, pour le moment, nous contenter de poser ces questions, qui ne sont déjà plus, semble-t-il, de pures hypothèses et dont l'extrême importance pratique est évidente pour tous. Nous terminerons seulement, à propos des voies d'élimination du mercure, par une communication encore inédite que nous devons au Dr Schuster.

Pendant qu'il poursuivait l'année dernière une intéressante série des recherches comparatives sur diverses méthodes de frictions, ce praticien distingué faisait soigneusement analyser les urines, pensant y trouver, d'après l'école de Vienne, la preuve la plus constante et la plus sûre de la réalité de l'absorption ; mais il est arrivé à des conclusions inattendues et fort opposées à celles de Sigmund : c'est que *l'urine* contient *rarement* le mercure pendant ou après le traitement par l'onguent ou les injections mercurielles, et que le mercure est éliminé constamment quelle que soit la méthode d'introduction dans l'organisme, par le foie, les intestins et les masses fécales ; que l'excrétion par cette voie est évidente dès le commenmencement du traitement par le mercure, et qu'elle se continue des semaines encore après le traitement d'une manière constante, tandis que par l'urine l'élimination du mercure n'a lieu que d'une manière inconstante.

Combien de temps le mercure séjourne-t-il dans l'organisme, c'est-à-dire après quel intervalle l'élimination est-elle complète ? Des expériences nombreuses et bien faites démontrent que les résultats diffèrent selon que l'on n'a donné qu'une seule dose de mercure, ou que le traitement a été continué pendant un certain temps, ou enfin que les doses ont été considérables et fort prolongées.

Pour le 1er cas, MM. Mayenson et Bergeret, après avoir fait prendre à un malade 0,05 cent. de sublimé, constatant que l'urine contient du mercure pendant 24 heures, et qu'ensuite elle n'en présente plus de traces. — Une autre fois, ils injectent 0,075 millig. de sublimé sous la peau d'un lapin, quatre jours après ils le tuent, et ne trouvent de mercure nulle part. — M. Byasson, d'autre part, s'injecte 0,02 cent. de sublimé sous la peau, en une ou deux fois ; au bout de deux heures, il trouve du mercure dans les urines, dans la salive au bout de quatre heures ; les sueurs n'en présentent aucune trace ; une partie est retrouvée dans les matières fécales, et l'élimination a été complète en 24 heures.

Lorsque les doses quoique assez faibles ont été répétées plusieurs jours, il est constant que la plus grande partie du médicament est éliminée aussitôt, mais qu'il en reste une certaine quantité dans les tissus, qui ne s'élimine qu'insensiblement, au point que plusieurs jours après la cessation du traitement, l'on en retrouve des traces dans les urines du matin : et si on recherche dans les selles, on peut en trouver encore après plusieurs semaines, même alors que l'urine n'en contiendrait plus (Schuster).

Le séjour du métal dans l'organisme peut se prolonger pendant des mois, et même des années, lorsque les doses ont été fortes et prolongées. Il peut même en ce cas paraître complètement éliminé, tandis qu'il est *latent* seulement, pour n'apparaître que sous l'influence de traitements appropriés.

Certaines substances, en effet, favorisent l'élimination des mercuriaux ; les plus efficaces sont les iodure alcalins, l'iodure de potassium en particulier, puis les bromures et les chlorates alcalins ; le mercure disparaîtrait alors à l'état de sel double. D'après Gubler, la dénutrition plus rapide qui en résulte remet en liberté du mercure immobilisé dans les organes ; et les antimercurialistes viennois ont même affirmé que l'iodure de potassium pouvait provoquer la salivation chez des sujets qui ne présentent plus depuis longtemps aucun signe d'intoxication. — Enfin, certaines pratiques d'hydrothérapie, les sudations et les bains de vapeur par exemple, pourraient efficacement concourir au même résultat.

OBJECTIONS A LA MÉTHODE DES FRICTIONS. — INCONVÉNIENTS ET ACCIDENTS

L'on a coutume de présenter contre la méthode des frictions un certain nombre d'objections, presque toujours les mêmes, et qu'il est fort important d'examiner, parce qu'il nous semble que l'on a trop volontiers chargé cette méthode de tous les inconvénients et accidents qui peuvent survenir également dans tout autre mode de traitement par le mercure. La plupart de ces objections perdent beaucoup de leur valeur devant un examen critique attentif et impartial, tandis qu'il serait extrêmement avantageux de voir plus largement utilisé, de notre part, une méthode dont on retire chaque jour à l'étranger d'incontestables services.

Incommodité, saleté apparente, insolubilité, etc.—On a dit que les frictions constituaient une pratique sale et répugnante. Quoique cette objection soit d'une importance tout à fait secondaire, si l'on considère le but à atteindre, il est possible cependant qu'elle exprime bien le principal motif qui s'opposerait aujourd'hui à la prescription fréquente des frictions, au moins au dehors de la clinique hospitalière : il arrive, en effet, que certains malades les acceptent difficilement, à cause de la persistance d'un enduit gras noirâtre sur la peau, de l'altération très visible du linge sali, etc. Mais le médecin convaincu de la supériorité de cette méthode n'a-t-il pas le devoir d'employer au besoin toute son autorité pour imposer un traitement indispensable, s'il est le plus utile, malgré toutes les autres considérations, bien moins graves, et même futiles

en comparaison ? D'ailleurs, c'est dans la pratique allemande, que la gêne et l'incommodité causée par les frictions sont le plus prononcées, et c'est surtout en Allemagne
qu'elles sont le plus employées. En France il est rare qu'on
laisse en permanence sur la peau l'enduit graisseux de la
friction jusqu'à celle du lendemain : on permet le plus
souvent aux malades de nettoyer les régions enduites d'onguent, après quelques heures de contact, et cela paraît
suffisant ; enfin, l'on peut à l'aide de flanelles, de bandes
de toiles et autres pansements appropriés, dissimuler suffisamment à tous les yeux la couche médicamenteuse, en
choisissant bien la région.

Une objection qui se rapproche de la précédente, c'est la
difficulté d'enlever complètement, dans un temps donné
relativement court, la couche grasse et noire qui recouvre
la peau ; lorsque la friction a été faite sur une large surface, un bain général avec des savonnages dans le bain est
indispensable ; et dans tous les cas où l'on veut enlever les
traces de pommade, même si l'endroit frotté est fort restreint, il faut agir avec du savon, de l'eau tiède, beaucoup
de linges, etc. Cette objection, du moins, ne pourrait tenir,
si l'on employait pour les frictions le savon napolitain,
dont nous devons parler plus loin. Ce savon, en effet, complètement soluble dans l'eau simple, est d'un emploi bien
plus propre et plus commode pour les malades, qui appré-
cient fort de pouvoir se débarrasser instantanément de
tout médicament en excès, en passant simplement sur la
peau un linge quelconque mouillé d'eau.

Hydrargyrie cutanée. — L'on a observé assez souvent,
après les frictions faites avec l'onguent, des accidents locaux, rougeurs, inflammations, et eruptions diverses. Ces

accidents ont été groupés par Alley, de Dublin, sous le
nom d'hydrargyrie cutanée, et les idées du médecin irlan-
dais ont été adoptées par beaucoup d'adversaires des frictions ; l'existence de ces accidents locaux deviendrait
donc une objection sérieuse. Mais c'est ici qu'il est fort nécessaire de distinguer les éléments divers que l'on a décrits tous ensemble sous ce nom d'hydrargyrie, et de voir
quelle part exactement il convient d'en attribuer à la méthode elle-même.

D'abord, toute action mécanique trop violente et trop
prolongée, surtout chez des sujets dont la peau est fort
susceptible comme les syphilitiques, tout frottement trop
accentué, doit aboutir à des rougeurs et des inflammations, abstraction faite du médicament en usage pendant
la friction. Et comme il est reconnu que les frictions mercurielles peu prolongées amènent également la salivation,
et qu'il est démontré que l'absorption se fait *presque* aussi
facilement quand le composé mercuriel est simplement
appliqué sur la peau, nous pensons que l'on fait généralement une part trop grande à l'action mécanique des frictions. Les médecins allemands sont portés à prolonger
pendant vingt et trente minutes l'action mécanique de
frottages intenses. Nous voyons au contraire M. Panas
recommander des frictions de 3 à 5 minutes au plus, et la
plupart des médecins français s'en tiennent à un temps
presque aussi court. Nous pensons qu'il n'y aurait que des
avantages à ne pas employer trop de force dans les frictions, qui ne devraient pas non plus être trop prolongées.

M. Isambert a signalé, en 1867, une série d'accidents
provoqués par des applications mercurielles à la surface
de la peau, mais seulement parce qu'on avait eu le tort
d'employer concurremment d'autres préparations capa-

bles de former avec les premières, de composés plus irritants. Nous rappellerons seulement deux faits cliniques intéressants.

La première fois, il s'agissait d'une orchite traumatique ; pendant la période aiguë, on avait employé des onctions d'onguent napolitain comme résolutif. Un peu plus tard, la maladie paraissant devenir chronique, on prescrit une pommade à l'iodure de potassium. A peine celle-ci est-elle appliquée, que le malade accuse une sensation de brûlure insupportable. Il était resté des parcelles de mercure, qui avait formé une combinaison chimique nouvelle avec l'iodure de potassium. Il en était résulté un dégagement de chaleur, et probablement aussi formation d'un iodure double et d'un iodate de potasse. Toutefois, le malade en fut quitte pour quelques heures de cuisson.

Deuxième fait, même accident, mais à degré plus intense. Encore une orchite, traitée par compression au moyen de bandelettes de sparadrap de Vigo ; quelque temps après, l'application d'une pommade iodurée produit une véritable vésication; il fallut un temps assez long pour obtenir la cicatrisation.

Ces faits démontrent l'importance de l'observation suivante, que l'on doit à M. Bouchardat, et qui est rappelée par Trousseau et Pidoux : « il est dangereux d'associer les préparations mercurielles insolubles avec les préparations iodiques, à moins de bien prévoir les réactions qui surviennent et d'en connaître les effets. » Mais il est évident qu'on ne peut nullement en tirer des objections générales contre la méthode des frictions mercurielles. Il faut seulement, pendant la médication, par la voie externe, observer les règles des incomptabilités chimiques, avec tout le soin qu'on y met d'habitude pour les médications internes : et la méthode elle-même ne saurait être accusée, si le médecin qui la met en pratique, en oublie quelque précepte.

Il peut arriver cependant, que l'onguent mercuriel, employé seul, avec friction très modérée, amène parfois les éruptions incriminées. A un léger degré, ce n'est qu'un érythème peu intense, généralement fugace et suivi d'une légère desquamation. Si l'inflammation est plus vive, c'est la plus soùvent une forme particulière d'eczéma : on voit la peau se couvrir de vésicules très nombreuses, *d'égal volume*, hémisphériques, un peu aplaties et remplies d'abord de sérosité, puis d'un liquide lactescent. Elle provoque des démangeaisons fort vives. Au bout de quelques jours, tantôt elles se dessèchent et ressemblent à des gouttelettes de cire, tantôt elles sont déchirées par les ongles, et se recouvrent de croûtes foliacées. Exceptionnellement, il peut même se former des phlyctènes sur la peau rouge et tuméfiée.

Quelle est la part du mercure dans cette éruption ? D'après Cazenave, il faudrait tout rapporter à l'action de l'onguent, qui serait alors rance et acide. Il est certain que ces inflammations pourraient être la plupart du temps rapportées à l'usage d'onguents mal préparés, ou de vieille date ; car l'onguent peut être relativement récent, et cependant fort acide, par suite de sa mauvaise préparation ; comme on le verra plus loin au mémorial pharmaceutique, les pharmaciens ne mettent que trop souvent à profit, la propriété qu'a le vieil onguent ranci de faciliter la division du mercure ; ils en conservent parfois pour cet usage, et lorsqu'ils placent au fond du mortier quelques parties de pommade ancienne, et bien oxydée, la masse entière subira rapidement l'action de ce levain et deviendra fort

irritante. Et voilà encore pour une grande part l'origine
d'irritations cutanées attribuées au mercure.

Finalement, en élaguant toutes ces causes extrinsèques
d'irritation, nous devons convenir cependant que *l'hydrargyrie cutanée*, quoique fort surchargée d'habitude, n'en
existe pas moins. Il est certain malgré tout que le mercure, par une action qui lui est propre, peut seul causer
ces inflammations du tégument externe. Mais cette hydrargyrie cutanée n'existe pas seulement dans les cures
de frictions, elle se montre aussi lorsque la médication
mercurielle n'a été faite exclusivement que par les voies
internes. Nous pensons donc que si son application a été
notée plus fréquemment à la suite des traitements par
frictions, l'on n'a pas toujours suffisamment tenu compte
de la part qui devait être faite, dans ces irritations cutanées, aux causes réellement extérieures à la méthode elle-
même, causes secondaires qui peuvent et doivent être évi-
tées. Malgré celà, serait-il établi que *l'hydrargyrie cutanée véritable* est plus souvent causée par la méthode des
frictions, même pratiquée avec le plus de soin, que par
tout autre médication, on pourrait dire encore qu'il n'y faut
voir peut être qu'une preuve de plus de l'efficacité même
de ce mode thérapeutique, et par conséquent l'indication
d'apporter plus de mesure et de précaution dans son emploi, que l'on adopterait ensuite d'autant plus, à cause de
son énergie même..

Salivation, Stomatite, etc. — Le même raisonnement
doit être fait à propos de la salivation et de la stomatite,
dont on fait une objection capitale contre les frictions et
les méthodes externes en général. « Les méthodes de salivation par excellence, dit M. Fournier, sont surtout les

frictions, les fumigationset l'administration du calomel à doses réfractées. Ce n'est pas, selon toute vraisemblance, parce que l'onguent mercuriel ou le calomel exercent, plus que les autres préparations, une action élective sur la muqueuse buccale; c'est plutôt sans doute parce qu'ils sont plus fréquemment administrés à fortes doses. Dix centigrammes de calomel, s'ils sont résorbés, représentent plus de mercure que dix cuillerées à bouche de liqueur de Van Swieten ; il est donc permis de dire qu'ils constituent une dose considérable. Si le biiodure et le sublimé produisent moins fréquemment la stomatite aiguë, c'est qu'on les prescrit généralement à doses minimes. Donnez, comme on est souvent obligé de le faire pour obtenir un effet réellement curatif, 4 centigrammes de sublimé, et vous verrez le médicament provoquer la salivation comme les autres préparations mercurielles. »

M. Panas évite la salivation, ou tout au moins en atténue les effets dans la généralité des cas. « Il faut, dit-il, non pas *combattre*, mais *prévenir* la stomatite mercurielle. Il ne suffit pas de suspendre le traitement pour arrêter la stomatite lorsqu'elle apparaît. Il importe, dès le début, d'examiner avec soin l'état de la bouche du malade; certains dentifrices astringents peuvent être fort utiles. Un autre moyen fort employé par M. Panas, consiste à faire suer le malade auquel on donne dès le début du traitement un ou deux bains de vapeur par semaine. Il faut enfin cesser ou restreindrel' usage du tabac, et supprimer toute autre cause locale d'irritation. Chez les enfants nouveaunés, ou chez les personnes édentées, la stomatite ne survient jamais. C'est un fait bien connu à Almaden et à Idria : « plus de dents, plus de mal dans la bouche. »

L'on sait que le point de départ de la stomatite mercu-

rielle est une périostite alvéolo-dentaire, et que la si la salivation peut se produire en dehors de la stomatite, elle lui
est le plus habituellement liée de sorte qu'elles se maintien-
nent et se prolongent réciproquement, comme cause et effet
l'une de l'autre. Les soins locaux soigneusement institués
avant toute inflammation sont donc de la plus grande
utilité, puisque le gonflement commence presque toujours
par les gencives entourant une dent cariée, lorsqu'il en
existe, ou bien par le collet de la dent la plus rapprochée
d'une cause d'irritation quelconque.

Notons enfin une observations curieuse rapportée par
Foot. Il s'agit d'une paralysie radiale, chez un jeune bouvier, qui avait avec la main nue frictionné des bœufs et ne
s'était pas débarrassé avec suffisamment de soin de l'onguent mercuriel employé. Cette paralysie était-elle d'ordre périphérique ? En tous cas, les quantités probablement énormes de composé mercuriel, et le défaut de no-
tions exactes sur la durée de son emploi et de la négligence
du bouvier à se débarrasser les bras de ces masses d'onguent, s'opposent à ce que l'on puisse faire de cet accident
particulier un argument quelconque contre la méthode
des frictions.

En résumé, l'on a voulu charger avec complaisance
cette méthode d'une foule d'inconvénients qui ne lui ap-
partiennent pas en propre. Si l'on considère les faits en
les interprétant exactement, les objections soulevées pourraient l'être aussi justement contre tout autre mode de
traitement mercuriel : en effet, les accidents invoqués
peuvent se retrouver également après l'administration
interne par n'importe quel procédé, si l'on dépasse les limites très précises du mercurialisme léger. — Il ne reste-

rait debout que les objections tirées de l'incommodité de l'emploi.

Mais, outre que l'on peut atténuer beaucoup cette incommodité, et que des considérations de cet ordre sont parfaitement secondaires, est-il donc démontré que les diverses méthodes d'administration par l'estomac et les intestins soient exemptes, de leur côté, de tout inconvénient?

« Tous les composés mercuriels dit M. Panas, et en « particulier les iodures et les chlorures doubles, sont « caustiques et fort irritants. Administrés à l'intérieur, « ils provoquent des diarrhées, des gastro-entérites, des « gastralgies, ou dyspepsies, qui forcent, à suspendre le « traitement. Tout ce qui a été écrit contre l'abus du « mercure, comme apte à détériorer la nutrition et la « santé générale, ne peut s'appliquer qu'à la médication « interne. Car, ainsi que Liégeois l'a constaté pour les « injections hypodermiques du sublimé, et comme il m'a « été donné de le voir pour les frictions, les malades, à « mesure qu'ils sont saturés de mercure, loin de dépérir, « reprennent des couleurs et engraissent d'une façon « très notable. »

« On a soutenu que, comme la muqueuse gastro-intestinale était plus apte à absorber que la peau, la voie intestinale était la meilleure. Regrettable erreur. Des quantités considérables de pilules ou de liqueurs mercurielles peuvent être prises sans provoquer de salivation, tandis qu'une seule friction a suffi parfois pour déterminer une salivation intense du jour au lendemain.

« Si l'on réfléchit à ce qui se passe lorsque la préparation mercurielle arrive dans l'estomac, on est aussi édifié.

Combret.   5

« On sait en effet que, tout sel mercuriel s'y transforme plus ou moins en un chlorure insoluble ; que celui-ci mis en contact avec un excès de chlore, peut passer à l'état de sublimé dans une proportion variable, et qu'enfin celui-ci, au contact des matières albuminoïdes, est susceptible de former des chloro-albuminates, insolubles à leur tour. Dans ces conditions on ne peut prétendre à la fixité des résultats.

« Une considération non moins importante en faveur du traitement externe, c'est que le mercure arrive direc tement dans le torrent circulatoire sans passer par le système porte et par le foie, donc sans préjudice pour cet organe, celui où les substances métalliques se fixent le plus longtemps, d'après Orfila.

« Un autre avantage, c'est de laisser l'estomac libre pour l'administration d'autres médicaments souvent nécessaires pendant le traitement de la syphilis.

« Voici ce qui ressort des faits par moi observés (plusieurs centaines d'observations à l'hôpital du Midi seulement).

« Des malades traités inutilement pendant des mois par des pilules de proto iodure ou de sublimé, ont recouvré la santé par le traitement des frictions après vingt-cinq à trente jours. Des malades porteurs de vieilles plaques hypertrophiques et condylomateuses, les ont vues disparaitre au bout de dix, quinze, vingt frictions en moyenne après un traitement de treize jours. Il va sans dire qu'aucun traitement local n'avait été fait contre ces plaques.

« Les formes graves de la syphilis, surtout celles qui s'attaquent aux os, au système nerveux, à l'œil (choroïde et rétine) et aux parenchymes, ne sauraient être mieux et plus promptement traitées que par les frictions. Telle est l'opinion de Fournier : « En face d'une ophthalmie pro-

fonde de l'œil, sans retard prescrivez les frictions, et les
frictions à forte dose, à la dose quotidienne de 4, 6, 8, 10,
12 grames d'onguent mercuriel double, et même au dela,
si c'est nécessaire. »

DES FUMIGATIONS.

Les *fumigations mercurielles* ont une origine aussi
ancienne que la méthode des frictions ; mais, comme ces
dernières, elles furent au début administrées sans règles
et sans mesure, et donnèrent lieu à beaucoup d'accidents.
Il ne faut pas croire cependant qu'elles fussent, comme on
l'a dit, employées exclusivement par les empiriques, car
dès les premières années du seizième siècle, on les trouve
recommandées par plusieurs médecins.

. Leur administration était alors des plus pénibles et les
procédés fort grossiers ; Nous en trouvons la description
suivante dans Astruc : « Les *parfums* se composaient avec
du mercure éteint avec la salive ou la térébenthine, ou bien
avec du cinabre et d'autres choses grasses et huileuses,
propres à s'emflammer, à brûler longtemps et à jeter de
la fumée : 1° des résines ou des gommes, comme l'encens,
le mastic, l'oliban, la myrrhe, le styrax, le benjoin, l'opo-
ponax, la gomme de genièvre, etc.; — 2° des aromates,
comme la noix muscade, le macis, etc. ; — 3° des bois
résineux, comme ceux d'aloès, de genièvre, de pin, de
santal, etc. Ayant pulvérisé ces différentes drogues, on
les réduisait en trochisques avec la gomme adragante, ou
bien on en faisait un opiat avec la térébenthine. Lorsqu'il
fallait s'en servir, on plaçait le malade assis ou debout,
et entièrement nu, dans un pavillon ou archet et on

l'obligeait de tenir la tête dedans, ou on lui permettait de la mettre dehors suivant ses forces. On mettait à ses pieds un réchaud rempli de charbons ardents, sur lesquels on jetait, à diverses reprises, par une fenêtre pratiquée exprès, quelques trochisques ou tablettes de parfum, et on laissait le malade exposé tout entier à la fumée qui s'en exhalait jusqu'à ce qu'il suât abondamment, à moins qu'il ne fut en danger de tomber en défaillance. Ensuite on le couchait dans un lit chaud et on le couvrait afin de le faire suer encore davantage. Une heure ou deux après on l'essuyait et on lui donnait la nourriture. On réitérait cette pratique pendant quelques jours de suite, jusqu'à ce que la salivation parût. »

Fracastor considéra cette médication comme des plus dangereuses et proscrivit formellement les fumigations générales : mais il administrait des fumigations partielles sur un bras par exemple, ou sur une jambe, en obtenant, dans ces conditions, de réels avantages. On a, dans la suite, recommandé de même à plusieurs reprises de ne diriger les vapeurs mercurielles que sur le point affecté. On imite dans ce cas un procédé des Chinois, qui exposent aux vapeurs d'une bougie de cinabre et de cire les ulcères syphilitiques.

Pour éviter les accidents qui s'étaient produits au début, Jean de Vigo songea à interdire au mercure les voies respiratoires ; dès lors les fumigations n'atteignirent plus la tête. Mais déjà beaucoup de médecins leur étaient complètement opposés, et Fallope conclut en 1566 : « Medicina hæc pro asinis et rusticis servetur, atque a thalamo viventium hominum excludatur. »

En 1776, Glauber et P. Lalouette proposent une boîte fumigatoire assez perfectionnée, permettant au malade de

recevoir les fumigations mercurielles sans les respirer,.
Ces fumigations doivent être prises de deux jours l'un ;
elles s'administrent le matin à jeun. De même on abandonne le cinabre et le mercure métallique, usités par les
anciens en mélange avec des substances aromatiques, et
on emploie de préférence le calomel, tantôt pur, tantôt uni
à du mercure oxydé ou à de l'alumine.

Nous extrayons les passages suivants d'un mémoire
publié par M. Horteloup, en 1875, dans la *France médicale :*
« En France, on a employé pendant un certain temps, avec
engouement, les fumigations de cinabre : elles ont été presque abandonnées. Il n'en a pas été de même chez nos voi-
sins d'outre-Manche.

« Les fumigations mercurielles ont été remises en grand
honneur par M. Laugston Parker, de Birmingham, qui
publia ses observations. Dans la méthode Parker, la vapeur d'eau est combinée avec celle du mercure, constituant
ainsi un bain de vapeurs humides mercurielles.

« Le travail de Parker fut bien accueilli par ses confrères,
et sa méthode adoptée par M. Henry Lee, qui a fait con-
fectionner un petit appareil très simple pour fumigations,

« M. Parker avait pensé qu'il fallait employer telle ou
telle préparation mercurielle suivant les accidents à combattre. M. Lee n'emploie que le calomel.

« En Amérique, les fumigations sont aussi très employées. Il existe un appareil du professeur Maury, de
Philadelphie, fonctionnant avec le gaz.

« L'appareil Lee ressemble à une grosse lanterne en fils
de fer, dans laquelle glisse une petite lampe. A la partie
supérieure, se trouve une cuvette circulaire que l'on rem-
plit aux deux tiers d'eau; au milieu de cette cuvette on
place une coupelle en métal sur laquelle ou pose le calomel.

Je me sers, à l'hôpital du Midi, de lampes à esprit de vin, que l'on place sous un trépied supportant la même cuvette que dans l'appareil Lee, avec une coupelle en porcelaine.

« La quantité de calomel varie, mais on commence toujours par une dose faible ; 1 gr. 25, que l'on double au bout de quelques jours, et, dans quelques cas graves, je fais porter la dose à 3 gr. 75.

« Les malades sont assis sur des chaises cannées, ou, ce qui est préférable, sur des bancs percés de larges trous permettant aux vapeurs mercurielles de se répandre sur les parties malades. M. Lee fait recouvrir le sujet avec une chemise molletonnée, mais à l'hôpital on se contente de la couverture du lit. En général, les malades sont couverts de sueur en dix minutes ; il faut un grand quart d'heure pour faire évaporer tout le calomel. On éteint alors la lampe, et on laisse encore les malades s'imprégner de vapeurs pendant dix minutes, puis ils sont remis au lit, où ils restent euveloppés pendant trois quarts d'heure. Lorsque les malades sont atteints d'accidents dans la bouche ou la gorge, on leur fait écarter à trois ou quatre reprises la couverture, et ils font à chaque fois deux ou trois grandes aspirations. »

M. Horteloup assure que ce traitement n'est nullement désagréable. Sur 133 malades traités en 1873-74, 9 sont sortis sans le moindre bénéfice, 43 ont été très améliorés, et 81 sont sortis ne présentant plus le moindre accident. Sur ces 81, 21 étaient atteints de roséole, 24 de syphilides papuleuses, 25 de syphilides ulcéreuses peu graves. Ils rentraient tous dans la classe des accidents précoces, point qu'il est très utile de considérer, lorsqu'on veut poser les médications du traitement par fumigations.

Le nombre des fumigations fut assez variable : on en donna en moyenne 13 par malade.

Sur les 43 améliorés, il y en a 23 qu'il serait préférable de réunir aux neuf premiers, ce qui donne 31 insuccès.

Les 32 malades avaient des accidents de deux sortes. Les uns, des syphilides précoces, mais de forme sèche, comme des syphilides papuleuses confluentes; contre ces lésions, les fumigations ne donnent aucun résultat (jusqu'à 56 fumigations sans obtenir de modification). Les autres malades présentaient des accidents tertiaires. Dans ces cas, les fumigations employées seules sont impuissantes. Telle est la raison qui a donné au commencement, dit M. Horteloup, un tel nombre d'insuccès; mais il a associé aux fumigations un traitement par l'iodure de potassium, et a pu obtenir alors de très beaux et rapides résultats.

Comment agit la vapeur de calomel ? M. Bunesvead, de New-York, pense que l'absorption par la peau est très faible, et que l'effet est proportionnel à la quantité de vapeur inhalée par le patient.

Comme cet auteur, M. Horteloup croit que la peau non ulcérée absorbe fort peu, et même pas du tout, et que c'est pour cette raison que les fumigations ne lui ont donné aucun succès avec des syphilides sèches, et ont réussi, au contraire, avec des syphilides ulcéreuses.

Les récidives n'ont pas été très rapides, d'après les chiffres : les Anglais et les Américains disent aussi que ce mode de traitement est moins suivi de récidives.

En résumé, M. Horteloup conclut ainsi :

« Les fumigations de calomel peuvent être employées contre les accidents syphilitiques dans les cas suivants :

1° *Seules*, contre les manifestations ulcéreuses précoces, plaques muqueuses, impétigo, ecthyma suppuré;

« 2° *Associées* à l'iodure de potassium, contre les accidents

plus tardifs, syphilides tuberculeuses, ulcéreuses, pustulo-
crustacées, et l'ecthyma profond. »

Nous terminerons enfin en citant l'opinion professée
par M. Martineau, dans le cours de ses cliniques à l'hôpital de Lourcine.

« Vous pourrez avoir recours encore aux fumigations,
qui se pratiquent tous les jours, en mettant le malade pendant 20 minutes dans une caisse ou l'on fait brûler avec de
la vapeur d'eau 10 à 13 grammes de cinabre. Le malade
peut encore être placé au-dessus d'une chaise percée, sous
laquelle on fait brûler le sel mercuriel dans une capsule.
Ce traitement ne donne aucun résultat si le malade ne
fait pas quelques inspirations de cette vapeur médicamenteuse. Ce mode d'administration du mercure consiste plutôt, on le voit, dans l'absorption pulmonaire que dans
l'absorption cutanée. Aussi doit-il être abandonné.....»

DES BAINS, DES LOTIONS ET TOPIQUES DIVERS.

Des bains. — Les bains mercuriels ne sont guère employés chez les adultes que comme adjuvants d'un traitement interne. On s'en sert beaucoup plus volontiers pour
combattre la syphilis infantile; c'est alors le *sublimé* que
l'on emploie, en le faisant dissoudre à l'avance dans un
mélange d'alcool et d'eau, et le tout est versé au moment
voulu dans l'eau ordinaire d'un bain, qui doit être pris
seulement dans une baignoire de bois.

Mais ce mode de traitement ne mérite pas la faveur
avec laquelle certains médecins l'ont accepté. Les expériences les plus concluantes, démontrent, en effet, que l'absorption cutanée, pour les matières salines ainsi dissoutes

dans le bain, est nulle ou infinitésimale lorsqu'il n'y a pas de lésions cutanées ou d'érosions superficielles de l'épiderme. Il serait trop long de rappeler ici toutes les controverses qui ont élucidé cette question : s'il y a eu des discussions fort compliquées au sujet de l'iodure de potassium, l'accord a été presque unanime au contraire pour nier formellement l'absorption dans le bain, par la *peau saine*, des sels mercuriels dissous, et en particulier du sublimé, le plus employé. (Parisot, Hebert, Krause, Lehman, Duriau, Barthélemy, Murray Thomson, Delore, Deschamps d'Avallon, Rabuteau, Roussin, etc,).

Dans l'état pathologique, au contraire, toutes les fois que l'épiderme corné est altéré ou fait défaut par un procédé quelconque, les conditions sont absolument renversées et l'absorption superficielle peut devenir à ce point considérable, que le médecin ne doit plus administrer les bains médicamenteux de sublimé, ou appliquer tout autre substance toxique, qu'avec une mesure, une surveillance, une graduation au moins égales à celles qu'il apporte dans l'emploi de ces substances à l'intérieur ou en injections hypodermiques.

Donc, absorption nulle, ou des plus minimes et des plus incertaines, si la peau n'est pas modifiée dans sa continuité ; absorption pouvant être énorme et très dangereusement toxique, dès que l'épiderme fait défaut en quelqu'endroit : voilà les objections capitales qui s'opposent à ce que les bains mercuriels puissent devenir une méthode générale de traitement.

Il faut donc en réserver l'emploi , comme traitement local seulement, dans certaines maladies de peau ne produisant pas d'excoriations, ou d'ulcérations quelconques. Par exemple, le *pityriasis versicolor*, qui est dû au développement dans l'épiderme du *microsporon furfur*, peut être traité avec avantage par les bains de sublimé. M. Lailler les formule avec 20, 30 et même 50 grammes de sublimé, mais seulement quand la peau est intacte.

Bœrensprug avait aussi vanté les bains de sublimé comme capables de guérir toutes les variétés de *prurigo*; mais Hébra, par ses expériences, a prouvé que les résultats diffèrent peu de ceux que donnent les bains simples, et déjà, les excoriations produites par les grattages constituent un danger réel en ce cas. Enfin, les plaques de psoriasis les plus plâtreuses et les plus torpides, les placards de l'eczéma, les ulcérations de tout ordre absorbent avec une extrême facilité les substances médicamenteuses et toxiques. C'est ce qu'à montré M. Lailler à l'hôpital Saint-Louis (1).

Des lotions. — Dès 1497, alors que les frictions avec le mercure métallique éteint dans l'axonge, d'une part, ainsi que les fumigations de cinabre, d'autre part, avaient déjà donné lieu à bien des abus, *Torrella* conseilla les lotions de sublimé contre les douleurs et les pustules vénériennes; « Aqua decoctionis argenti sublimati aufert, sed post lotionem lavetur cum aquâ ros. (2)

On a essayé sans succès d'en faire un moyen général de traitement antisyphilitique. Félix Plater, Etienne Blancard (de Middelbourg), les ont préconisées. Mais leurs tentatives n'ont pas eu plus de résultats que l'exemple plus récent de Meyrieu, qui conseillait de frictionner la plante des pieds, les jambes et les cuisses, avec une forte solution de sublimé.

(1) Doyon et Besnier, notes à la traduction de Moritz Kaposi.
(2) Citation de Proksch (Vienne, 1876), rappelée par M. Hallopeau.

Il est évident aujourd'hui que l'emploi des lotions, comme méthode d'absorption générale, ne peut avoir qu'un intérêt historique; tandis que leur action topique, irritante, parasiticide, etc., peut être mise à profit très fréquemment avec grands avantages. Nous donnerons donc quelques formules de lotions, parmi les plus usitées, au formulaire forcément très borné, que nous annexerons aux présentes notes.

Des topiques divers. — Nous donnerons de même un certain nombre de formules, parmi les plus connues et les plus utiles, des diverses espèces de préparations mercurielles topiques, telles que : pommades antiherpétiques, antiophthalmiques, antisyphilitiques, etc. On se servait beaucoup autrefois d'emplâtres mercuriels, qu'on appliquait souvent sur de vastes surfaces, de manière à produire la salivation. Le plus célèbre, et le seul usité encore aujourd'hui, est celui de Jean de Vigo, dans lequel entraient au commencement des grenouilles vivantes, de la graisse de vipère et une foule d'autres ingrédients en même temps que du mercure. Les vieux auteurs n'ignoraient pas que la plupart de ces substances étaient inertes, et que le mercure seul agissait. Cependant, on a eu beaucoup de peine à simplifier ces étranges formules.

Les topiques mercuriels ne sont plus guère employés maintenant que pour produire des actions locales, parasiticides, irritantes, caustiques, antisyphilitiques, etc.; mais ils rendent couramment de très grands services. Nous devons enfin signaler un emploi topique des mercuriaux, dont l'importance est considérable, pour atténuer ou empêcher la formation des pustules varioliques.

Huxham, Boerhaave, van Swieten, Cotugno, avaient
préconisé l'usage interne des mercuriaux à haute dose
contre la variole; cette médication est abandonnée aujour-
d'hui : mais l'efficacité de l'application externe est incontestable. Zimmermann est le promoteur de cette méthode;
ayant observé par hasard qu'une malade de son service,
atteinte de la variole, eut la peau couverte de pustules et
de cicatrices, sauf en une seule partie du corps, qui avait
été recouverte d'une emplâtre de Vigo pour une affection
d'un tout autre ordre, Zimmermann sut profiter de ce fait,
pour l'ériger en méthode. Ses expériences furent répétées
avec succès par MM. Serres, Trousseau, Briquet, Nonat,
Grisolle, et sa méthode s'est généralisée depuis lors.

On a dit que le mercure n'avait, en pareil cas, aucune
action spéciale; qu'un corps gras, un enduit protecteur
quelconque auraient le même effet. Mais Grisolle disait
au contraire : « C'est en vain que j'ai comprimé les pustules avec des bandelettes de diachylon; je n'ai jamais pu
réussir à les faire avorter, tandis qu'on peut arriver à ce
résultat en faisant des onctions avec une pommade
mercurielle; l'emplâtre de Vigo n'agit pas par compression, mais uniquement par la préparation mercurielle qu'il
contient. »

M. Briquet a démontré de son côté que, suivant l'époque
à laquelle on fait l'application des emplâtres mercuriels
sur les éruptions varioleuses, et suivant l'intensité de
l'éruption, on peut obtenir ou la résolution complète, ou
la transformation en vésicule, ou enfin l'induration tuberculeuses des pustules, et que dans tous les cas, en atté-
nuant l'inflammation de la peau, on prévient la formation
des cicatrices.

C'est surtout l'emplâtre de Vigo que l'on a employé jusqu'ici comme abortif des pustules. Nous citerons aussi
plusieurs autres préparations dans notre formulaire. Mais
le savon napolitain nous semble devoir être dans ce cas la
préparation la plus commode.

CHAPITRE III.

Méthode hypodermique ou traitement par les injections sous-cutanées de préparations mercurielles.

Depuis 1854, un grand nombre de médecins ont expérimenté la méthode hypodermique appliquée aux traitements mercuriels, se proposant, par l'adoption des injections sous-cutanées, d'éviter les troubles digestifs, et de doser les médicaments d'une manière rigoureuse. Il paraît que ce fut le professeur Scarenzio, de Pavie, qui inaugura cette pratique, employée presque en même temps par Hébra et Hunter en Allemagne.

Scarenzio employait le calomel à la vapeur, tenu en suspension dans l'eau, ou plutôt dans la glycérine, selon la formule suivante :

> Calomel................ 20 a 30 centigr.
> Glycérine, mucilage ou eau   1 gramme.

A en juger par les huit observations qu'il publia d'abord, sauf quelques petits abcès qui se produisirent localement, il obtint des résultats fort avantageux.

Ambrosoli, à l'hôpital des vénériens de Milan, appliqua cette méthode en 1864 et 1865. Les autres imitateurs en Italie furent Riccordi, Monteforte, Soresina et Bertarelli, Tous ces auteurs parurent également assez satisfaits de cette méthode, dont la puissance thérapeutique parut incontestable; mais ils eurent aussi à signaler des accidents locaux plus ou moins graves, tels qu'abcès et gangrènes limités. Le calomel fut donc abandonné pour le sublimé, bien que les guérisons par le calomel eussent paru plus rapides.

Bientôt l'Angleterre suit cet exemple, et Barclay Hill traite en 1866 onze cas de syphilis par les injections de sublimé, à la dose de un milligramme. Jusqu'à cette dose, la tolérance était complète; à des doses plus élevées, il observe, outre des accidents locaux, des phénomènes intestinaux, coliques, diarrhées, et autres manifestations de l'hydrargyrie. Dans le même pays, Walker et Th. James, puis Call Anderson eurent également à se louer de la méthode hypodermique.

En même temps, Lewin, à Berlin, entreprenait une imposante série d'expériences portant sur 107 malades. Il publia les premiers résultats en 1867. Son travail eut un grand retentissement et une grande influence sur la diffusion de la méthode, que Lewin applique encore aujourd'hui.

Il injectait 5 à 10 milligrammes de sublimé dissous dans l'eau distillée, avec addition de morphine dans certains cas pour diminuer la douleur inhérente à l'injection. Chaque malade subit en moyenne 16 injections, et la quantité de sublimé absorbé fut donc de 15 centigrammes au plus. Quinze à vingt jours suffirent pour amener la guérison, les accidents locaux furent peu graves et relativement rares (abcès de 2 à 3 p. 100 en moyenne). La salivation était moins prononcée qu'avec les frictions. D'après Lewin, le nombre des récidives s'abaissa considérablement; de 81 p. 100, chiffre observé chez les syphilitiques traités par les autres méthodes, il tomba à 22 p. 100. Mais la vive douleur qui se produisait souvent au niveau de la piqûre constituait un inconvénient général.

A la suite de ce travail considérable, nous voyons de 1867 à 1870 des recherches entreprises de toutes parts et donnant lieu à de vives controverses.

Les partisans plus ou moins exclusifs de la nouvelle méthode furent à l'étranger Richter, élève de Lewin, Bœse, Derblich, Wiederhoffer, Klemm ; il faut y joindre les noms d'Hébra et d'Eulembourg.

D'autre part, Merscheim, sans nier la rapidité des guérisons obtenues par cette méthode, la condamna en raison de la production d'accidents ou au moins de douleurs vives et de troubles digestifs. Grünfeld, s'appuyant sur 50 observations recueillies à la clinique de Sigmund, conclut par les mêmes raisons contre les injections en faveur des frictions.

Stohr attaque franchement les injections hypodermiques, après avoir recueilli 90 observations dans le service de Bamberger. A côté des accidents locaux signalés par les autres adversaires de la méthode de Lewin, il a observé aussi des phénomènes généraux sérieux, tels que de l'affaiblissement, des accès fébriles et des gastro-entérites. Il trouve que les injections constituent une nouveauté fort surfaite et très peu praticable.

Enfin, en 1869, de nouveaux articles de Uhleman, de Rosenthal et de Kœlner, viennent corroborer les affirmations de Merscheim, de Grünfeld et de Stohr, desorte que la méthode dite de Lewin se trouve actuellement fort attaquée en Allemagne même.

En France, Hardy et Diday expérimentèrent les injections. Toutefois, M. le professeur Hardy dut, d'après

M. Doyon, y renoncer rapidement, quand il eut constaté la production fréquente de douleurs, d'abcès et d'eschares.

Liégeois, au contraire, se loua de la nouvelle méthode : c'est à lui que l'on doit particulièrement l'extension qu'elle a pu prendre en France. Ce médecin entreprit ses recherches à Lourcine dès 1867 sur l'instigation de Lewin ; il les continua au Midi jusqu'en 1870 ; c'est en 1869 qu'il en exposa les résultats devant la Société de chirurgie.

La solution dont il se servait était selon la formule suivante :

Eau distillée..............	90 grammes.
Sublimé..................	0 gr. 20 cent.
Chlorhydrate de morphine	0 gr. 10 —

de manière à injecter par chaque seringue de Pravaz (contenant 1 gramme), un peu plus de 2 milligrammes de sublimé.

Il trouva que ce traitement nouveau guérissait beaucoup plus rapidement que le traitement interne et n'hésita pas à le conseiller ; chaque malade recevait deux injections par jour ; peu d'accidents locaux ; douleur tolérable, formation d'un bourrelet disparaissant au bout de deux à trois heures au plus, salivation rare et toujours peu abondante ; petite eschare seulement dans deux cas. La durée moyenne du traitement est de 37 jours, chiffre supérieur à celui de Lewin et d'autres auteurs allemands ; mais Liégeois considère comme un point essentiel de ne procéder que par petites doses, plus répétées, plus prolongées, tandis que les Allemands donnaient ainsi de 6 à 25 milligrammes par jour. C'est sans doute à cette mesure particulière qu'est due la supériorité des résultats obtenus par le médecin français.

Combret.   6

C'est surtout dans la syphilis secondaire que les injections donnent ces bons résultats. Dès la dixième injection, il se produit une notable amélioration; du quinzième au trentième jour, les éruptions commencent à s'effacer. Liégeois a recueilli 218 observations de syphilis secondaire qu'il divise en deux catégories : 127 malades furent guéris après 68,5 injections en moyenne et ne présentèrent que 9,45 p. 100 de récidives; 69 sortirent améliorés après 50 injections, chez ces derniers, le chiffre des récidives s'éleva à 20,3 p. 100.

Mêmes résultats heureux dans la première période de la syphilis. Sur 11 malades chez lesquels l'accident primitif remontait à deux ou quatre semaines, 5 n'eurent pas d'accidents secondaires; chez les 6 autres, les accidents secondaires apparurent, mais extrêmement atténués.

Pour la syphilis tertiaire, les observations de Liégeois sont trop peu nombreuses pour servir de base à des conclusions, mais elles sont encourageantes. Car il cite quatre malades dont les lésions rebelles aux autres médications s'amendèrent après 30 ou 40 injections.

Dans les conclusions de son travail, M. Liégeois insiste particulièrement au point de vue des bons effets produits par sa méthode sur la nutrition et la santé générale des malades traités. Chez presque tous, les pesées démontrèrent une augmentation de poids, et l'on n'eut pas à noter de troubles intestinaux. Nous devons insister sur ce fait, en rappelant que les injections employées dans ces cas ne comportaient que des doses faibles de mercure.

Ces conclusions, si favorables aux injections hypodermiques, furent le point de départ d'expériences multipliées en France, où des cliniciens tels que MM. Gubler, Léon

Labbé, Spillman, Marc Sée, Simonet, etc., adoptèrent pleinement les idées de Liégeois après les avoir contrôlées.

De son côté le Dr Aimé Martin employait déjà en 1868 la formule suivante :

<blockquote>

Bi-iodure de mercure et de potassium., ...	0 gr. 40 centig.
Chlorhydrate de morphine .	0 gr. 05 —
Eau distillée	10 grammes.

</blockquote>

On devait mélanger, pour éviter la formation d'un précipité, la morphine et le bi-iodure seulement au moment de s'en servir. Une injection de 10 gouttes de la solution était faite tous les deux jours, et la guérison se produisait aussi bien que par d'autres procédés.

En 1869, Bricheteau proposait la formule suivante:

<blockquote>

Iodure double de mercure et de sodium	1 gr. 50 cent.
Eau distillée	100 grammes.

</blockquote>

Chaque gramme de la solution contenait un centigramme de sel mercuriel; on injectait une ou deux fois par jour 5 à 10 gouttes.

Autre formule de L. Belhomme ;

<blockquote>

Iodure double de mercure et morphine..............	0 gr. 50 cent.
Eau distillée	20 grammes.
5 à 10 gouttes par jour.	

</blockquote>

Nous arrivons ainsi à la période postérieure à 1870, où de nouveaux travaux fort importants vont apparaître dans notre pays, sur cette question.

Il faut citer particulièrement la thèse de Staub, qui commença ses recherches cliniques dans le service de M. Schutzenberger, à Strasbourg.

Mettant à profit les recherches antérieures de Voit, qui avait démontré que le mercure ne passe dans le sang, qu'après s'être emprisonné dans un coagulum albumineux, tenu ensuite en dissolution par les chlorures alcalins, Staub eut l'idée d'employer en injections une formule chloro-albumineuse, analogue à celles que Bœrensprug, à Berlin, et Mialhe en France, avaient adoptée pour l'usage interne. Mialhe avait d'ailleurs montré que les solutions de bichlorure de mercure, en injections sous-cutanées, doivent, avant de pouvoir être absorbées, faire subir aux matières albuminoïdes contenues dans le tissu cellulaire, une modification, par suite de laquelle un véritable albuminate de mercure doit se former. Staub pensa « qu'une solution de sublimé albumineuse, maintenue d'avance par les chlorures alcalins, aurait un effet général plus rapide, parce qu'elle agirait sans transformation préalable et passerait de plain-pied dans l'économie. » Il pensait de même éviter ainsi la cause des phénomènes douloureux, et des réactions inflammatoires, formation de nodosités, et même mortification de tissus, observées avec les solutions purement métalliques. M. Gubler avait, de son côté, professé déjà que « sous la forme d'albuminate, le métal cesse d'être un irritant local. »

Voici la composition de la solution de Staub :

Sublimé..................	1 gr. 25 cent.
Chlorure d'ammonium......	1 gr. 25 —
Chlorure de sodium........	1 gr. 15 —
Blanc d'œuf..............	1.
Eau distillée	250 grammes.

Allant plus loin que Lewin et Liégeois, Staub conclut que la méthode hypodermique peut et doit être transformée en méthode générale, qu'elle est applicable à toutes les périodes de la syphilis, et qu'elle est même indiquée dans toutes les affections dues à une perturbation dans les actes nutritifs, où le traitement mercuriel peut être utile.

Rapidité et sûreté de l'action thérapeutique sans désordres locaux, telles sont les raisons de ces conclusions très absolues. Nous devons dire cependant que des discussions contradictoires s'élevèrent bientôt. MM. Le Moaligou et Sée en France, Grünfeld en Allemagne, accusèrent la solution de Staub de produire assez facilement des abcès et même de petites eschares, et lui préférèrent la solution du sublimé dans la glycérine, tandis que Bamberger et Neuman, continuèrent à préconiser les injections de sublimé dissous, soit dans l'albumine, soit dans la potasse, à des doses d'ailleurs assez fortes.

Au milieu de ces résultats contradictoires, paraissent les travaux de Cullingworth et de Sigmund, qui tous les deux proposent de substituer le bi-cyanure au sublimé; mais tandis que le premier se loue des injections, le second au contraire tout en préférant le bi-cyanure au bichlorure, au point de vue des accidents locaux, accorde toujours la supériorité à la méthode des frictions.

Dans ces derniers temps, M. Güntz, (1) a proposé de nouveau de remplacer par le bi-cynanure de mercure, soit le sublimé, soit l'albuminate de mercure, qui n'ont pas donné dans tous les cas, des résultats satisfaisants.

La solution doit être absolument fraîche et renfermée dans une petite bouteille qui ne servira pas plus de deux

(1) Wien médical Presse, nº 12, 1880 (Anal. par L. Galliard).

fois. Quand on vient à déboucher le flacon, la solution a
une odeur d'acide prussique qui ne tarde pas à disparaître
à l'air, par la décomposition du sel instable. Une seringue
à injections de un gramme contiendra un centigramme de
bi-cyanure.

L'auteur a pratiqué les injections sous-cutanées d'après
cette méthode chez cinquante syphilitiques, soit déjà
traités, soit vierges de tout traitement spécifique. L'opération a déterminé des phénomènes variables : tantôt elle ne
provoquait aucune douleur, tantôt elle déterminait de
légères souffrances, tantôt enfin elle causait aux malades
une impression telle, qu'ils refusaient de se soumettre à
de nouvelles injections. Mais, en somme, les douleurs ont
été moindres qu'avec les injections de sublimé. Les sujets
maigres paraissaient offrir un terrain moins favorable que
les autres

Souvent il y avait des vertiges, des bourdonnements
d'oreille, des nausées, et, dans quatre cas, du collapsus ;
une femme sortant de chez l'opérateur est tombée sans
connaissance dans la rue. Chez quelques sujets seulement
l'auteur a pu faire deux injections par jour; au plus grand
nombre de ses clients, il n'en pratiquait qu'une seule et
cela pendant un temps qui variait de 20 à 50 jours; dans un
cas la cure dura quatre-vingt-dix jours.

Les accidents locaux n'ont pas l'intensité de ceux que
détermine le sublimé ; les dix premières piqûres étaient
généralement inoffensives, puis il restait à la place des
suivantes des nodules sensibles à la pression ; souvent on
voyait se former des eschares dont les plus larges avaient
la dimension d'une pièce de 2 francs, eschares noires, dures
et sèches qui s'éliminaient au bout de quelques semaines ;

dans un cas il y eut un abcès considérable et très lent à
guérir.

Même diversité dans les diverses manifestations du
mercurialisme : tantôt ce médicament était convenablement supporté, tantôt apparaissait une stomatite légère ;
d'autres fois une salivation si intense dès les premières
injections que l'administration du médicament devait
être immédiatement suspendue, ou bien des coliques, de
la diarrhée nécessitant une interruption de quelques jours.

L'influence de cette pratique a été fort remarquable sur
le processus syphilitique à ses diverses périodes: il suffi-
sait de quatre ou cinq injections pour produire une
amélioration sensible et pour imprimer à la maladie une
physionomie particulière, difficile à caractériser, mais
différente de celle que produisent les autres méthodes
thérapeutiques. En résumant ses observations, l'auteur
montre qu'il a obtenu un succès complet chez des malades
qui s'étaient montrés rebelles à tous les traitements spécifiques ; il croit même avoir mis un certain nombre de ses
clients à l'abri de toute récidive : c'est ce que l'avenir
démontrera. Il a eu lieu surtout de se féliciter des résultats
merveilleux qu'il a obtenus dans des cas d'ulcérations
douloureuses et des douleurs ostéocopes insupportables.

Aussi conseille-t-il aux syphiligraphes d'imiter son
exemple, quand la cure hydrargyrique aura paru échouer,
même avec des doses considérables, administrées par les
procédés ordinaires ; le succès sera plus certain si l'on a
soin de pratiquer les injections tous les jours sans intervalle.

Le *bi-cyanure de mercure*, ainsi employé par Culling-
worthe et par Guntz, et aussi la préparation recommandée
par le professeur Pick de Prague. Un de ses élèves, le

Dr Plumbert, qui vient de publier quelques recherches à ce sujet (1), a pratiqué environ quatre cents injections chez trente-cinq syphilitiques traités à l'hôpital.

Il injectait à chaque fois un centigramme de bi-cyanure de mercure dissous dans un centimètre cube d'eau distillée, et l'injection était répétée tous les deux jours. Quand elle éiait pratiquée dans un paquet ganglionnaire, il élevait la dose en injectant du coup deux ou trois centigrammes. La réaction locale a été le plus souvent minime ; quelquefois pourtant des abcès ou des eschares se sont formés aux points d'injections. Plus souvent l'auteur a observé une stomatite spécifique ou une diarrhée dysentériforme, ce qu'explique sans peine l'exagération des doses. La résorption des tumeurs ganglionnaires fut toujours activée, sans qu'il y eût suppuration.

Après les injections au bi-cyanure, nous devons signaler la formule d'Yvon :

Bi-iodure de mercure........	1 gramme.
Iodure de potassium.........	1 —
Phosphate tri-basique de soude	2 —
Eau distillée...............	50 cent. cube.

Cette solution ne produit pas d'autres accidents locaux que des douleurs, nodosités, engourdissements plus ou moins persistants, mais pas d'abcès, ni d'eschares.

On a encore utilisé des préparations faites avec le *lactate de mercure*, le *phosphate*, l'*acétate*, le *bi-iodure ou l'éthyl sublimé*, etc. Des expériences très multipliées dans ces divers sens se trouvent relatéespar Fürbringer, dans les Archives allemandes de clinique médicale (1879), sous le titre:

(1) Prager. Med. Wochenchrift, 1881, n° 25.

« Contribution à l'étude de l'action locale et de la résorption
de certaines préparations mercurielles dans la syphilis, et
en particulier dans les *injections sous-cutanées de mercure
métallique*, par Fürbringer. » Nous en empruntons l'analyse à M. Labadie-Lagrave.

Dans une première série d'expériences, Furbringer injectait sous la peau du malade de 1 à 3 centimètres cubes,
c'est-à-dire de 1 gramme et demi à 4.grammes de mercure
métallique très pur. Ces injections étaient répétées tous les
cinq ou huit jours. Elles ne causaient pas de douleurs prolongées et n'entraînaient presque jamais de phénomènes
d'irritation locale. Quand le malade était alité et s'abste-
nait de tout mouvement brusque, le mercure restait sur
place et pouvait être expulsé au dehors le lendemain, lorsque l'orifice de la piqure ne s'était pas obstrué. Dans un
cas, le mercure put encore être chassé au dehors le onzième
jour et même le vingt-septième jour, après que l'on eut
pratiqué un nouvel orifice de sortie à la peau. Une fois seulement, l'injection mercurielle eut pour conséquence la
formation d'un abcès. L'urine fut examinée au point de
vue de la présence de mercure dans ce liquide, mais toujours sans résultat.

De même, ce mode d'introduction du mercure fut absolument sans action sur la marche des manifestations syphilitiques.

Dans une autre série d'expériences, l'auteur, après avoir
injecté sous la peau des malades syphilitiques du mercure
métallique, triturait la masse inerte pour la réduire en
particules fines et ténues. Les résultats obtenus furent les
mêmes que dans la série précédente.

Dans une troisième série d'expériences, le métal fut injecté
sous la peau en suspension dans un véhicule constitué par

un mélange de glycérine et de gomme arabique. Il obtenait ainsi une masse d'un gris noirâtre, homogène et peu
diffluente, dont un centimètre cube renfermait environ 0,1
de mercure métallique. Furbringer injecta sous la peau
d'un certain nombre de syphilitiques de 1/4 à 3/4 de la con-
tenance de la seringue, ce qui équivalait environ à 0,025 à
0,075 de mercure métallique. Ces injections répétées à 5
ou 10 jours d'intervalle étaient indolores ; dans des cas relativement assez rares, elles furent le point de départ d'abcès. A l'ouverture d'un de ces foyers purulents, on ne trouva
pas une seule goutte de mercure métallique.

Dans la moitié des cas environ, il se produisit, au niveau
même du point injecté, une tuméfaction hémorrhagique
qui se transforma insensiblement en une induration indo-
lente. L'examen de l'urine dénota la présence de traces de
mercure dans ces liquides, au plus tôt le quatrième jour
après l'injection, au plus tard le septième, mais cela dans
un certain nombre de cas seulement. L'auteur estime que
le mercure injecté dans chaque séance mettait environ de
deux à quatre semaines pour être entièrement résorbé. De
sorte qu'en injectant toutes les semaines 0,05 de mercure
à un malade, il y a constamment 3 ou 5 milligrammes de
métal en circulation dans le sang.

Jamais ce mode d'administration n'entraîna des accidents d'intoxication tels que salivation, etc... Son efficacité
était incontestable dans les cas de manifestations béni-
gnes, mais elle fit complètement défaut dans les cas de lésions papuleuses et gommeuses.

Elle se montra en somme bien inférieure aux autres
modes de traitement les plus usités. Aussi ne saurait-on
accorder une grande valeur pratique à ce procédé thérapeutique.

L'auteur a expérimenté ensuite les injections sous-cutanées *d'oléate d'oxyde de mercure*. Dans la moitié des cas,
l'injection fut suivie d'une légère douleur. Dans 25 0[0 des
cas, il se fit une infiltration inflammatoire « loco injectio-
nis » qui au bout de deux ou quatre jours se transformait
en un abcès circonscrit, dont le pus renfermait quelques
traces de la préparation mercurielle. Jamais il ne fut possible de retrouver des traces de mercure dans l'urine des
malades, jamais on ne nota de phénomènes d'intoxication.

Les injections sous-cutanées *d'iodure double de mercure
et de potassium* donnèrent lieu à des phénomènes d'irritation locale tout aussi graves, surtout lorsque la solution
mise en usage renfermait un excès d'iodure de potassium.
L'urine contenait manifestement du mercure.

Quant aux effets de la médication sur le processus sy-
phylitique, ils sont loin de valoir ceux que l'on obtient avec
des injections hypodermiques de *sublimé associé au chlorure de sodium*, d'albuminate de mercure.

L'auteur a encore tenté quelques essais thérapeutiques
avec l'*azotate*, l'*acétate*, et le *lactate d'oxyde de mercure*.

Les injections hypodermiques d'azotate produisirent de
tels désordres inflammatoires qu'il fallut y renoncer dès le
début ; et l'auteur ne fut pas plus heureux avec les deux
autres produits, malgré les assertions émises relativement
à la tolérance de ces préparations... Enfin, il a essayé en
dernier lieu d'administrer le mercure en *suppositoire*, sous
forme d'onguent hydrargyrique associé au beurre de cacao.
Les résultats de ces tentatives furent de donner aux malades du ténesme, de la diarrhée, de la salivation avec stomatite, sans exercer d'influence favorable sur la marche
des manifestations syphilitiques.

Il faut citer aussi un nouveau travail de Lewin, qui apporte *quatorze mille* observations à l'appui de sa méthode. Il signale quelques faits remarquables : c'est ainsi que la durée de séjour des prostituées à l'hôpital dela Charité, qui était autrefois de dix semaines, est tombée à quatre semaines ; le chiffre des récidives s'est abaissé de 88 à 40 pour 100, et elles présentent beaucoup moins de gravité. Du reste, pour obtenir ces résultats, il faut pratiquer les injections pendant un an, non d'une manière continue, mais à intervalles périodiques. C'est, comme on le voit, la méthode de traitements successifs de Fournier.

Au mois d'août 1880, M. Terrillon a présenté de son côté à la Société de chirurgie de Paris le résultat d'une nouvelle série de recherches faites à l'aide de la solution de sublimé.

M. Terrillon croit pouvoir dire, d'après ses expériences, que 25 à 30 injections de 1 centigramme de sublimé, faites à deux ou trois jours d'intervalle, équivalent à un traitement de deux ou trois mois par la méthode ordinaire. Il s'est servi d'une seringue de Pravaz en gomme élastique inaltérable à l'action du mercure. 126 injections ont été faites ainsi en un mois dans son service de Lourcine. Sur un tiers des malades, il a constaté une absence complète de douleur, sauf la petite douleur de la piqûre et un peu de chaleur à la peau ; sur un autre tiers la douleur a duré 10 à 15 minutes ; sur un certain nombre d'autres, une heure ou deux.

Il pratiqua d'abord les piqûres à la partie interne et supérieure de la cuisse ; elles furent suivies de nodosités terminées par abcès ; lorsqu'il eût préféré la région du dos ou des lombes, il n'observa plus les mêmes accidents ; ce qui prouve, d'après lui, que la question, au point de vue de la production ou de l'absence des accidents locaux, est surtout une question de choix de régions.

Vers le quatrième jour du traitement on observe de la salivation dont il est plus facile de se rendre maître que de celles que produisent les frictions mercurielles ou l'absorption stomacale. Il suffit de supprimer l'injection, la salivation s'arrête aussitôt. Cette différence s'expliquerait, suivant lui, par la différence des conditions qui accompagnent l'absorption dans l'estomac ou dans le tissu cellulaire sous-cutané.

Dans le premier cas, le mercure s'emmagasine en quelque sorte dans le foie et ne s'élimine qu'avec lenteur ; au contraire l'absorption dans le tissu cellulaire sous-cutané se fait rapidement et son élimination de même.

INJECTIONS DE PEPTONES MERCURIQUES

Nous arrivons maintenant à une époque extrêmement intéressante dans l'histoire des injections hypodermiques de préparations mercurielles ; il s'agit des expériences faites avec des peptones mercuriques.

Les albuminates de mercure, en effet, sont assez mal définis, et assez inconstants dans leur composition d'ailleurs mal connue. Nous avons vu quelques auteurs leur reprocher au moins le même nombre d'inconvénients qu'à toutes les autres solutions déjà proposées. Enfin, l'albumine ne saurait directement passer dans le sang sans avoir été préalablement transformée en albumine-peptone, qui seule peut être directement absorbée et être entraînée dans circulation générale sans inconvénients ; et peut-être que la persistance des accidents locaux était due à ce fait que la transformation de l'albumine, combinée ou non au sel de mercure, en albumine-peptone, n'avait lieu que difficilement, au prix de désordres et d'irritations inévitables, le tissu cellulaire sous-cutané n'étant nullement approprié pour fournir les ferments et les milieux convenables à cette transformation.

D'autre part, nous trouvons, dans la thèse remarquable de M. Henninger, (1) nettement établi ce fait, qu'il est très difficile de préparer des peptones chimiquement pures, ne contenant pas un excès de cendres dues à l'incorporation de substances minérales étrangères. En effet, si l'albumine en flocons et surtout coagulée retient avec une grande ténacité une grande quantité de sels, tous les chimistes qui ont étudié les peptones ont aussi confirmé l'observation faite d'abord par Lehman, que ces peptones ne possèdent pas une moins grande tendance à retenir en combinaison des sels minéraux et des bases.

On avait donc pensé déjà à utiliser ces combinaisons chimiques des peptones avec certaines bases médicamenteuses, pour certaines formes de traitement interne, lorsque Bamberger, le premier, chercha l'application des peptones mercuriques en injections sous-cutanées. Mais il se servit plutôt d'un peptonate de mercure, dont il décrit ainsi la préparation :

On fait une solution de sublimé dans l'eau au 5100ᵉ, et une solution de chlorure de sodium au 20/100ᵉ. On dissout un gramme de pepsine de viande dans 20 centimètres cubes

---

(1) De la nature et du rôle physiologique des peptones, par le Dr A. Henninger, Paris, 1878.

d'eau distillée, et on filtre. On ajoute à cette liqueur filtrée 20 centimètres cubes de la solution de sublimé au 5,100ᵉ, et on dissout le précipité qui se forme avec la quantité nécessaire (15 à 16 centimètres cubes environ) de la solution de sodium. On verse alors la liqueur dans un vase cylindrique gradué, et on ajoute de l'eau distillée jusqu'à atteindre 100 centimètres cubes. Préparée ainsi, la liqueur est à un centième, c'est-à-dire que chaque centimètre cube contient un centigramme de mercure combiné avec la pepsine. On couvre le vase, on laisse la liqueur reposer quelques jours. Il s'en sépare une petite quantité de précipité cotonneux, blanchâtre (peut-être de l'albumine contenue encore dans la pepsine). On filtre, et la liqueur est préparée.

On injecte un centimètre cube, c'est-à-dire un centigramme, tous les trois ou quatre jours. Répétée plus souvent, cette injection ne tarde pas à produire de la salivation et des abcès. Il est fort possible que la dose employée soit trop forte, et que l'on obtienne de meilleurs résultats avec une solution plus faible et des injections plus fréquentes; il se produirait peut-être en ce cas la même différence qu'entre la méthode de Lewin, très usitée en Allemagne et celle de Liégeois, qui a été adoptée plus généralement en France.

En 1881, M. le Dr Martineau a fait connaître dans un important mémoire (1), le résultat fait par lui, à l'aide de solutions de peptone mercurique ammonique. M. Delpech, pharmacien, avait préparé pour ces recherches une peptone mercurique ammonique ainsi composée :

Peptone en poudre de Catillon.	9 grammes.
Chlorure d'ammonium....	9 —
Sublimé corrosif.....	6 —

(1) Union médicale.

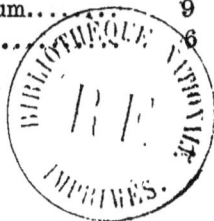

On dissout cette peptone mercurique ammonique dans :

Glycérine pure.............. 72 grammes.
Eau distillée............... 24 —

5 grammes de cette solution normale, filtrée, contiennent exactement 0.25 centigr. de sublimé, qui, étendus de 25 gr. d'eau distillée, donnent une solution hypodermique renfermant, par seringue de 1 gr. 20, 10 milligrammes de sublimé.

Cette solution est stable, paraît-il.

Les expériences de M. Martineau ont porté sur le chiffre imposant de 172 malades, et il est intéressant de connaître ses conclusions. D'après le distingué médecin de l'hôpital de Lourcine, l'administration de bichlorure de mercure associé à la peptone sèche par la voie hypodermique ne donne lieu à aucun accident local, tel que phlegmon, abcès, eschares, toutes les fois que l'injection est faite dans le tissu cellulaire sous-cutané. Les nodosités observées chez ques malades ont toujours été le résultat d'une injection faite trop précipitamment et dans la région profonde du derme. Du reste, ces nodosités, *tout en étant douloureuses*, disparaissent assez promptement, sans qu'elles soient suivies d'un accident quelconque.

Ces injections n'occasionnent, le plus ordinairement, aucune douleur, alors même que le sel mercurique est administré à une dose assez élevée, telle que 10 milligrammes, par exemple. Lorsque la douleur survient, elle résulte de l'état du malade dont le nervosisme est extrême; de son *indocilité* qui ne permet pas de faire exactement l'injection dans le tissu cellulaire sous-cutané; de l'inhabilité de l'opérateur ou de la trop grande précipitation qu'il met à pratiquer l'injection; de la canule enfin, si la pointe est légèrement ébréchée. Dans ce cas, la canule, en pénétrant dans les tissus, les dilacère, il survient une légère ecchymose et même une nodosité. La douleur, en outre, est due dans quelques cas, à la densité du tissu cellulaire sous-cutané, alors que les mailles en sont fines et serrées. Dans cette condition, la compression des éléments nerveux a lieu et la douleur se développe. Cette douleur, du reste, n'est jamais assez intense pour primer l'action énergique des injections hypodermiques dans le traitement de la syphilis.

Les injections de peptone mercurique ne s'accompagnent pas de salivation, de stomatite mercurielle, alors même que le sublimé est porté de 10 milligrammes, pourvu qu'il n'existe aucune inflammation de la bouche ou des gencives, qu'il n'existe aucune irritation produite par le tabac, par l'alcool, etc.

Ces injections ne donnent lieu à aucun trouble gastro-intestinal. Aussi ce mode d'administration du mercure permet au médecin de faire suivre au malade le traitement qui convient à l'état constitutionnel ou diathésique préexistant au développement de la syphilis. Ainsi les malades atteints d'arthritis, d'herpétis, de scrofule, de tuberculose pulmonaire, peuvent suivre un traitement destiné à modifier le terrain sur lequel est venue s'implanter une maladie constitutionnelle nouvelle et qui imprime à celle-ci une évolution normale.

Les injections de peptone mercurique ont sur les accidents syphilitiques une action plus prompte, plus énergique que les autres modes d'administration.

Ajoutons en terminant que le professeur Pick, de Prague, dont nous avons relaté les expériences avec le bi-cyanure, a essayé tout recemment une solution nouvelle, dans laquelle il associe au *sublimé*, la *peptone* et l'*iodure de potassium*. Cette préparation lui aurait donné de très bons résultats dans les manifestations tertiaires (1).

Résumé. — Conclusions.

En résumé, nous avons vu que les partisans de la méthode hypodermique ne lui trouvent que des avantages ; il n'y a pas de salivation, par d'irritation stomacale ou intestinale; le dosage est précis, la dose nécessaire très réduite, l'absorption rapide et complète, le temps du traitement est très abrégé, les récidives raréfiées, etc.

Mais adopter absolument et sans réserves toutes ces conclusions serait fort exagéré ; nous avons vu d'éminents cliniciens forcés d'abandonner les injections, à cause des abcès parfois volumineux, de la gangrène, des eschares limités qui se produisent au niveau de la piqûre. D'autres ont signalé des troubles digestifs plus ou moins sérieux, de l'anémie, des accidents fébriles, de la diarrhée, c'est-à-dire tous les inconvénients de la mercurialisation, dès que les doses deviennent un peu fortes comme en Allemagne ; et si elles sont atténuées, les injections n'agissent guère plus vite que les frictions. Evidemment, en cet état de choses, tout n'est pas dit. Il devient nécessaire de poursuivre des recherches aussi importantes, pour que l'on soit fixé plus complètement sur le choix de la meilleure préparation, et sur le dosage le plus efficace sans inconvénients. Il nous semblerait, a priori, que l'emploi des solutions de peptones mercuriques, bien préparées, avec des injections

(1) Journal de thérapeutique, janvier 1882.

fréquentes, à faible dose; et par séries interrompues, devraient constituer la pratique la plus rationnelle et la plus sûre. D'autres, plus compétents, décideront.

Dès maintenant cependant, il est certaines règles définitivement posées. D'abord, la seringue doit être choisie en gomme ou en caoutchouc vulcanisé, en raison des altérations que la préparation mercurielle ferait subir au métal des seringues ordinaires. Une précaution essentielle consiste aussi à bien faire pénétrer l'aiguille jusque dans le tissu cellulaire sous-cutané, sinon, la production d'un abcès est presque inévitable.

Le choix de la région où l'on fait la piqûre est ensuite d'une grande importance. D'une manière générale, en raison des propriétés irritantes de l'injection, il faut choisir de préférence des régions riches en tissu cellulaire. M. Gubler recommande de faire l'injection dans le dos, et surtout dans la fesse, non seulement à cause de l'abondance du tissu cellulaire, mais aussi parce que ces régions, peu riches en vaisseaux et en nerfs, ont une température moins élevée que le reste du corps et se prêtent moins au travail inflammatoire. D'autres ont aussi indiqué le dos et les lombes (Terrillon) ; le côté externe du bras (Liégeois) ; les parties latérales du thorax, enfin le dos près de l'omoplate (Lewin, Neumann). C'est sur cette région du dos, près de l'épaule que les expérimentateurs font presque toujours porter l'injection ; il vaudrait mieux sans doute choisir un point plus bas placé dans la région dorsale.

Enfin, il faut avoir grand soin de séparer une piqûre de l'autre par un intervalle de 2 ou 3 centim. au moins.

Mais en observant soigneusement toutes ces conditions, il n'en subsiste pas moins, au passif de cette méthode, des inconvénients fort sérieux. *La douleur*, qui est générale,

est parfois fort vive ; puis des nodosités, et la menace continue d'une réaction inflammtoire, nécessitent de grandes précautions. On voit quelquefois des malades à l'hôpital se refuser obstinément à continuer le traitement, et ces
résistances s'accentuent bien autrement dans la clientèle
civile. En tout cas, la vulgarisation de cette méthode, que
les malades redoutent et ne peuvent pas appliquer seuls,
sera fort difficile, quoi qu'on en ait pu dire, en dehors du
milieu spécial et restreint des cliniques hospitalières.

CHAPITRE IV.

Du savon napolitain.

Au commencement de cette année, il a été publié dans les « Archives de dermatologie et de syphilis », éditées à Vienne par le professeur Auspitz, un petit travail intitulé « le Savon napolitain », par le Dr Schuster, médecin à Aix-la-Chapelle.

Nous devons en donner la relation presque complète, car les expériences du Dr Schuster, poursuivies méthodiquement pendant près d'une année, sont doublement intéressantes ; en premier lieu, elles démontrent la valeur physiologique et thérapeutique d'une nouvelle préparation mercurielle dont l'usage pourra être utile en beaucoup de cas ; de plus, les résultats obtenus dans les analyses des urines, pour rechercher les traces du mercure pendant ces expériences, ont amené l'auteur à formuler sur l'excrétion du mercure des conclusions tout opposées à celles de l'école de Vienne, professées et sanctionnées par Sigmund.

Acceptant comme tout le monde en Allemagne que l'on doit trouver le mercure dans l'urine, pendant et après le traitement par les frictions, au moins dans les deux tiers des cas, le Dr Schuster avait fait examiner avec soin les urines de ses malades ; le résultat étant rarement positif, il en avait conclu d'abord que la nouvelle préparation en expériences devait avoir des effets moindres que l'onguent

napolitain. Cependant, mis en éveil par l'évidence des succès cliniques, il recherche de la même manière le mercure
dans l'urine, lorsque ses malades se servaient exclusivement d'onguent. Il n'en trouve pas d'avantage, alors
qu'on devait en trouver 2 fois sur 3, d'après l'école de Sigmund.

Ces recherches comparatives ayant été longuement
poursuivies, avec une méthode rigoureusement scientifi-
que, le Dr Schuster en a conclu : que l'urine contient *rarement* le mercure, pendant et après le traitement par l'onguent mercuriel, ou par les injections mercurielles, aussi
rarement que par le traitement avec le savon napolitain.
Ce savon a donc *au moins la même valeur* physiologique
et thérapeutique que l'onguent napolitain, et mérite d'être
expérimenté largement dans les cliniques spéciales.

Quant au mode le plus ordinaire d'excrétion du mercure, le Dr Schuster nous promet un nouveau travail sur
ce point intéressant. Mais voici les principaux passages
de son premier mémoire.

« Au commencement de cette année (1881), j'ai vu, dans
la policlinique du professeur Charcot, à la Salpêtrière, des
essais d'une nouvelle préparation mercurielle, le *savon
napolitain*. Il a la forme d'un pain, et pèse 20 grammes.
Chaque morceau de 20 grammes contient 4 grammes de
mercure pur, sans oxyde, très finement éteint dans un savon gris, un peu aromatique. Chaque paquet contient habituellement quatre morceaux légèrement soudés entre
eux..... On l'emploie en le mouillant comme tout autre savon. Si on le délaie dans une soucoupe, le mercure tombe
au fond sous forme d'une poudre grise. Etendu sur la peau,
il laisse, après que l'eau s'est évaporée, une couche sèche,
grisâtre, que l'on peut enlever à quelque moment que ce

soit avec un peu d'eau, après quoi la peau reste parfaitement propre. Cette préparation m'intéressa beaucoup, parce que, vu la propreté de son emploi, elle me sembla offrir des avantages sur l'onguent gris, et je résolus de les comparer.... « Il me semblait absolument certain que, le savon étant dissous dans l'eau, l'action du mercure se développerait. Il est reconnu que des corps peu volatils sont facilement entraînés par la vapeur d'eau, à plus forte raison ceux qui sont très volatils comme le mercure. L'évaporation du mercure est donc facilitée par la vapeur en mouvement à une température quelconque, et d'autant plus que la température est plus élevée. Après les différentes cures de mercure, on a prouvé le passage du mercure dans l'urine. De là résulte la nécessité de le prouver aussi, en ce qui concerne le savon napolitain.

« Etant donné que Vajda et Paschkis (de l'influence du mercure sur la marche de la syphilis, Vienne, 1880), avec la méthode Ludwig, démontraient la présence du mercure dans les urines, pendant ou après toutes les cures avec la décoction de Zittman, mais plutôt encore pendant la durée de la cure des frictions (18 fois sur 24 pendant la cure), j'ai pensé avoir dans l'analyse des urines la meilleure base pour l'étude comparative du savon et de l'onguent. J'ai fait faire les analyses par M. le Dr Schridde, chimiste éminent, qui employa la méthode Ludwig-Furbringer, avec quelques modifications dont il a parlé dans le Journal clinique hebdomadaire de Berlin.

« Voici les cas dans lesquels, ayant employé le savon napolitain, on l'a comparé à l'onguent après avoir fait l'analyse des urines.

1er *cas*. — Docteur X...., 34 ans, malade depuis trois ans. Céphalée spécifique du côté droit, correspondant à l'œil droit, qui est un peu saillant. Vertiges, embarras de la parole ; réflexe du genou exagéré ; phénomène du pied. Le malade employa, du 1er au 19 mars, soit en dix-huit jours, 9 morceaux de savon à 4 grammes de mercure. Amélioration. Le vertige et l'embarras de la langue ont disparu. Cependant le mal de tête persiste. L'analyse de l'urine donne un résultat négatif. On remplace le savon par l'onguent napolitain à 5 grammes par jour. Après 14 frictions, il survient le 7 avril une convulsion, avec perte de connaissance et après l'attaque une grande difficulté de la parole. On administre l'iodure de potassium en même temps que les frictions à 5 grammes d'onguent jusqu'au milieu de mai.

On fait alors une deuxième analyse des urines : elle est négative pour ce qui est du passage du mercure dans l'urine pendant la cure ; l'onguent gris n'a donc eu, dans ce cas, aucune prééminence sur le savon napolitain. Le malade continue les frictions avec l'onguent gris jusqu'au mois de juillet. On en a fait 50. Le 13 septembre, le malade se plaint de nouveau de maux de tête. On fait une troisième analyse de l'urine, qui est encore négative. Il manque donc aussi la preuve de l'élimination postérieure du mercure par l'urine.

Deuxième et troisième cas. — M. et Mme G.... Le premier a fait, il y a 6 ans, sa dernière cure de mercure contre la syphilis ; d'après son dire, il est resté libre de tout symptôme de maladie depuis cette époque. Mariés depuis un an, sa femme présente actuellement les caractères ordinaires d'une syphilis secondaire. On leur ordonne à tous les deux le savon napolitain. Les frictions se font matin et soir pendant 20 à 30 minutes chaque fois. Après la dixième

friction, pour Mme G..., et la douzième pour M. G..., il y a
de la salivation. *L'analyse de l'urine indique dans les deux
cas la présence du mercure.*

Quatrième cas. — M. S..., 13 mars 1881, a été atteint en
1880. Six semaines après l'infection, circoncision ; quatr
semaines plus tard roséole, affection de la gorge. 40 frictions, plus tard pilules, puis décoction de Zittman.

Depuis 4 mois on n'emploie pas de mercure. État actuel,
roséole, plaques muqueuses à la gorge, acné capitis, anémie,
vertiges, réflexe du genou très exagéré. L'analyse du mercure avant le traitement donne un résultat négatif. On
commence les frictions de savon napolitain, en frottant
chaque jour sur une région différente. Après 11 frictions,
le malade a augmenté de *sept livres* ; son état général est
amélioré, les vertiges ont disparu. La roséole avait disparu
après le deuxième pain de savon. Cependant l'affection de
la gorge persiste. L'examen de l'urine donne un résultat
négatif.

On fait alors, à la suite des frictions de savon, des frictions d'onguent gris ; après 32 frictions d'onguent et 17 de
savon, les différents symptômes spécifiques ont disparu.
Une nouvelle analyse de l'urine est *encore négative.*

« J'ai traité encore quelques autres cas avec le savon
napolitain, en obtenant un résultat négatif dans l'analyse
des urines. Si l'on rapproche ces résultats de ceux positifs
obtenus par Vadja et Paschkis (3/4 des cas pendant la
cure), on peut être tenté d'en tirer la conclusion, que
malgré mes deux cas positifs n°s 2 et 3, l'absorption du
mercure est plus difficile par l'emploi du savon que par
celui de l'onguent. Mais une chose qui est à remarquer,
c'est que dans les cas mentionnés où l'analyse de l'urine

donnait un résultat négatif après l'emploi du savon napolitain, on obtenait ce même résultat négatif en employant
l'onguent, ce à quoi on ne pourrait s'attendre après les
analyses des auteurs susnommés. Pour faire la lumière
sur cette question je fis continuer par M. le Dr Schridde,
pendant tout l'été et jusqu'à ce jour, une longue série d'a-
nalyses d'urines, qui donneront lieu à un autre article.
Elles donnent ce résultat inattendu mais incontestable :
c'est qu'on ne trouve pas souvent le mercure dans l'urine
pendant la cure, mais que quelque temps après, dans la
plupart des cas, on ne le trouve pas du tout,

« Eu égard à ce qui précède, et quoique ces résultats soient
opposés à la théorie de Vajda et Paschkis, ainsi qu'à celle
d'Oberlander (Voyez Revue trimestrielle de Dermat., et
syphilis, 1880), les deux cas positifs 2° et 3° prennent une
valeur d'autant plus grande, au point de vue de la comparaison des effets du savon napolitain avec ceux de l'onguent.

« Je dois reconnaître les deux préparations comme d'égale
valeur quant à ce qui est du passage du mercure dans
l'urine. Donc, l'effet thérapeutique doit être à peu près le
même, comme le prouve mon cas n° 4.

« Je dois donc conclure à l'intérêt capital qu'il y aurait à
essayer dans une plus grande mesure le savon napolitain
dans les cliniques spéciales de syphilis.

« Quant à la durée de l'emploi des frictions avec le savon,
elle ne doit pas être plus courte que pour l'onguent. On ne
doit pas non plus frictionner fréquemment la même partie
de la peau, parce que le savon mercuriel peut aussi produire
un érythème de la peau. Le savon napolitain facilite au malade la possibilité de se frictionner lui-même. Pour les malades, qui voyagent et qui font des cures de mercure, le savon

napolitain est une préparation fort commode. 'Etant d'une consistance ferme, il est facilement transportable; un pain de savon suffit pour trois ou quatre jours. Les places frictionnées peuvent être parfaitement nettoyées en un moment, grâce au savon même qui y reste adhérent : il suffit d'un peu d'eau. Le savon convient aussi parfaitement, dans les cas où l'on veut employer les frictions de mercure à l'insu du malade (ou plutôt de son entourage). Outre cela, il mérite la plus grande faveur comme moyen local et dans ces applications il doit remplacer l'onguent gris. »

Dans la relation précédente, nous avons traduit chaque fois littéralement « grauer salbe » par les mots onguent gris; nous devons faire remarquer à ce sujet que l'on appelle ordinairement, en France, onguent gris, la pommade mercurielle simple, ne contenant que le huitième de son poids de mercure, et non pas la pommade mercurielle double, ou onguent napolitain, à parties égales. Il est évident cependant que la préparation que le Dr Schuster désigne indifféremment par les mots pommade mercurielle ou onguent gris, correspond bien à notre onguent napolitain, ou pommade mercurielle double du Codex.

Dans une autre communication particulière, le Dr Schuster nous avait déjà fait part de quelques résultats obtenus par l'emploi local du savon napolitain; dans plusieurs formes sèches spécifiques, il l'avait trouvé supérieur à l'emplâtre de Vigo.

D'autres expériences faites en France donnaient en même temps des résultats aussi favorables. L'efficacité du savon comme parasiticide, et la commodité particulière de son emploi dans ce sens, ont été mises en évidence bien des fois. Comme emploi local, le Dr Ch. Linarix nous a communiqué deux cas de psoriasis syphilitique, dans lesquels l'action du savon avait été fort utile; d'autres applications en ont été faites à l'hôpital St–Louis, dans le service de M. Lailler. Mais nous devons insister sur les expériences entreprises pour apprécier ses effets généraux, et son utilité comme agent d'absorption mercurielle par la peau.

Parmi les cas, assez nombreux, dans lesquels le savon napolitain a pu être ainsi utilement employé comme traitement général, nous rapporterons seulement les quatre observations suivantes. La première nous a été communiquée par M. le Dr Féré; les trois autres ont été prises dans l'importante consultation externe annexée à la clinique de M. le professeur Charcot, à la Salpêtrière.

Observation I.

Jeune homme de 20 ans. Chancre infectant au mois d'octobre 1881. Vient consulter vers la fin de décembre de la même année, présentant à ce moment une série d'accidents secondaires, particulièrement des plaques muqueuses dans la gorge, et une alopécie très prononcée.

On prescrit des frictions quotidiennes avec le savon napolitain, dosé à 2 gr. Hg par jour.

Après quinze jours de traitement, il survient une salivation assez forte. Interruption. L'état des plaques est alors stationnaire, mais les cheveux ont cessé de tomber, et l'alopécie est en voie sérieuse de réparation.

Vers la fin de février, les frictions ayant été reprises, le malade n'a presque plus de plaques, et son état général est notablement amélioré. A ce moment. il est perdu de vue. Cette observation succincte a seulement bien mis en évidence l'efficacité du savon napolitain et la réalité de l'absorption mercurielle après son emploi.

OBSERVATION II.

Syphilis. Paralysie du moteur occulaire commun. Traitement spécifique
Guérison.

Mme S. vient consulter le 28 mars 1882. C'est une jeune femme,
qui a été mariée deux fois. L'un de ses maris est mort avec des accidents syphilitiques. Mme S. n'a eu de ses deux mariages qu'un
enfant mort-né.

Il y a un an, la malade éprouve de violentes douleurs de tête,
qui offrent bien les caractères de la céphalée spécifique. Ces douleurs surviennent surtout la nuit ; elles occupent la partie antérieure
du crâne, en s'irradiant souvent dans la nuque du côté droit. Ces
douleurs durent deux ou trois mois et cessent. A peu près depuis
la même époque, la malade ressent des élancements très douloureux dans les deux derniers doigts de la main droite. Enfin, depuis huit ou dix mois elle a beaucoup perdu de ses cheveux.

Tout d'un coup, elle a vu dernièrement sa paupière droite tomber ;
en même temps elle souffre beaucoup de l'œil affecté, elle éprouve
dans cet œil des sensations d'arrachement. Les papilles sont dila-
tées. Aucune douleur dans les jambes. Abolition des réflexes rotu-
liens.

6 avril. — La malade a commencé depuis huit jours un traitement spécifique ; on a prescrit : frictions avec le savon napolitain,
dosé à 2 gr. Hg, et 3 gr. d'iodure par jour. La malade assure que
son œil s'ouvre plus facilement.

9 avril. — Il y a eu des colique modérées, mais surtout des éruptions sur les cuisses et sous les bras. On suspend le traitement pendant trois jours,

Reprise de traitement le 12 avril, bientôt suivi de la guérison,
constatée par des photographies comparatives, prises au laboratoire de la Salpétrière, avant et après le traitement.

OBSERVATION III.

Syphilis cérébrale. Crises épileptiformes. Epilepsie partielle. Trois fausses couches. Traitement spécifique.

Mme L., 30 ans, est amenée par son mari comme sujet épileptique, au commencement du mois de novembre 1880. M. Charcot, après avoir interrogé séparément ces personnes, conclut à une ancienne syphilis.

Mme L. n'avait jamais été malade avant d'être mariée. Elle a contracté un premier mariage il y a huit ans, dont elle a eu deux enfants très bien constitués. Elle s'est remariée il y a cinq ans, et a eu depuis 4 enfants. Le premier a vécu cinq mois, les trois autres sont morts. Il y a quatre ans, la malade a eu sur les bras et sur la poitrine une éruption discrète de « petites plaques rouges », qui disparut en deux ou trois jours. En même temps, elle se plaignit de maux de gorge qui l'empêchaient d'avaler, et qui durèrent une quinzaine de jours. N'a suivi aucun traitement spécifique.

Il y a trois mois et demi environ, la malade fut en proie à des maux de tête extrêmement violents, caractérisés ainsi : la douleur très vive, s'accentue le soir vers huit heures et surtout la nuit, au point que pendant trois mois la malade n'a, pour ainsi dire, pas fermé l'œil de la nuit. Cette douleur semble partir d'un point localisé près de la suture lambdoïde, un peu en avant et à droite, pour de là s'irradier dans toutes les parties du crâne, et s'accompagner de douleurs dans les oreilles, les tempes, la mâchoire et la gorge.

Tout dernièrement, sans aucun prodrome, la malade au sortir du lit se vit affectée d'une « hémiplégie gauche » ; la face y participait, le membre inférieur seul n'était pas parésié. En même temps, se produisait une aphasie, qui disparut en vingt-quatre heures, pour reparaître quelques jours après sans plus de durée que la première fois.

Etat actuel. — La malade est enceinte de huit mois environ, et dans un état profond d'anémie; elle paraît très démoralisée, et peut à peine répondre. C'est vers le quatrième mois de sa grossesse qu'a éclaté la céphalie décrite plus haut, et ses douleurs ont persisté pendant plus de trois mois, jusqu'à ces temps derniers ; quinze jours avant la cessation de ce mal de tête, la malade s'est réveillée avec l'ensemble paralytique aussi décrit. Cet ensemble n'a duré que quelques jours. Nous ne trouvons plus de paralysie faciale ni d'aphasie. Il reste une paralysie légère de membre supérieur gauche, et aussi un faible degré de paralysie au membre inférieur gauche. Du même côté, les réflexes tendineux sont trouvés très exagérés au tendon rotulien, et aussi aux tendons du biceps brachial et du grand palmaire.

On prescrit aussitôt un traitement mixte, consistant en frictions avec le savon napolitain deux fois par jour, et trois grammes d'iodure.

16 novembre. — Il y a de l'amélioration; On prescrit de continuer la même médication.

8 décembre. — Accouchement d'une petite fille vivante et bien portante. Le traitement n'a pu être institué que quelques semaines avant l'accouchement.

Le 20 janvier 1881, nous revoyons notre malade. On constate que les réflexes tendineux, pour les membres inférieurs, sont les mêmes des deux côtés. On interrompt le traitement mercuriel, et on prescrit seulement deux pilules de Rabuteau après chaque repas.

1er février. On retrouve la même exagération du côté gauche, quoique la paralysie n'ait duré que quelques jours : ces réflexes tendineux sont surtout exagérés au genou gauche, au coude gauche, et aussi très notables au poignet. On recommencera dans quelques jours le traitement avec les frictions de savon matin et soir, et l'iodure de potassium à 4 cuillerées 1/2 par jour.

15. Le savon est interrompu pour cause de salivation. Reprises à divers moments, ces frictions n'ont guère été faites en résumé qu'avec une quantité totale de 20 gr. Hg. On prescrit maintenant de prendre au commencement de chaque repas, dans un verre à liqueur de vin de gentiane, huit gouttes de teinture de noix vomique et huit gouttes de teinture de mars tartarisée.

22. On donne un collutoire au chlorate de potasse pour combattre un reste de stomatite, et on continue le régime tonique.

5 mars. On reprend pour 15 jours le traitement avec l'iodure

de potassium seulement. Interruption le 20 ; puis régime tonique, fer, quinquina, vin de gentiane avec teinture de mars tartarisée.

7 juillet. Les règles ont disparu depuis quelques mois. Leucorrhée. Les réflexes restent toujours exagérés du côté gauche. On prescrit des pratiques d'hydrothérapie et une médication tonique.

2 octobre. Nous avons des nouvelles de l'enfant, qui est en nourrice, toujours bien portant. Il a des cheveux laineux, le crâne bien conformé, et n'a pas eu d'éruption sur le corps. Rien de nouveau pour la mère, dont l'état général est décidément très amélioré.

BSERVATION IV.

Atrophie papillaire. Crises épileptiformes. Antécédents syphyliiques. Traitement.

A la fin d'octobre 1880, Mme F... se présente à la consultation de la Salpétrière, avec une lettre de M. Galezowski ; ce dernier la présente comme atteinte d'atrophie grise des papilles, avec des accidents épileptiformes, et voudrait connaître le diagnostic de M. Charcot sur la maladie générale.

L'on découvre qu'il y a eu des douleurs au niveau du tibia, il y a 6 ans ; douleurs revenant surtout le soir vers cinq ou six heures, et s'exagérant pendant la nuit. Elles ont duré deux mois environ. Il existe actuellement au niveau du tiers supérieur du tibia droit une tuméfaction très appréciable.

Plus récemment, la malade a eu des crises épileptiformes ; la première au mois de juillet de cette année, la dernière en septembre. Ces convulsions débutent par le côté gauche, puis se propagent à la face, sans perte absolue de connaissance. Il n'y a rien aux membres inférieurs pendant ces attaques ; la malade ne tombe pas, et peut même continuer de marcher. La malade n'urine pas sous elle, ne se mord pas la langue. Mais à la suite des accès, surviennent des troubles psychiques très marqués.

En ce moment même, Mme F... est dans un état d'abattement complet; comme il lui est impossible de se conduire dans la rue, elle a été amenée à la consultation par une voisine. Il est enfin très difficile de savoir s'il s'agit d'une épilepsie partielle intéressant le membre supérieur ou la face seulement ; l'amnésie chez la malade est actuellement assez prononcée.

La perte de la vue remonte à deux mois. En explorant la sensibilité, on constate encore la perte de l'odorat à gauche, la diminution de l'ouïe du même côté ; la malade distingue les couleurs. Il y a un peu de diminution de la sensibilité tactile à la face, du côté gauche.

Le 3 novembre. Un nouvel examen de M. Galezowski donne les résultats suivants :

« La papille chez notre malade est blanche, avec des contours légèrement diffus ; la blancheur n'est pas grisâtre comme dans l'ataxie, mais plutôt comme dans les affections vasculaires. Il peut donc très bien se faire que ce soit une affection syphilitique. Le champ visuel interne dans l'œil droit et externe dans l'œil gauche est rétréci. (Hémiopie partielle). La malade parle par moments difficilement. Elle distingue les couleurs, mais l'acuité visuelle est très affaiblie. Elle est fortement hypermétrope ».

On institue un traitement spécifique avec des frictions de savon napolitain à 2 gr. Hg. par jour.

Le 25. La malade n'a plus eü de douleurs, ni d'attaques. Il y a une amélioration notable dans la vision, puisque la malade peut maintenant venir seule à l'hospice, tandis qu'auparavant le secours d'une amie ou d'une voisine lui était indispensable. Elle commence en effet à bien distinguer les personnes et les objets. L'aspect extérieur, et l'état moral, sont de même notablement améliorés. On suspend le traitement pendant une semaine.

Le 8 décembre. Le traitement a été repris depuis une huitaine. Il n'y a plus eu de crises épileptiformes. L'amélioration s'accentue. M. Galezowski trouve que les yeux vont mieux. La malade assure qu'elle peut travailler un peu. On interrompt le traitement pendant quinze jours.

Le 19. Nouvel examen de M. Galezowski ⇒

« Je constate dans les deux yeux de cette malade un état stationnaire ; les papilles sont blanches. Il y a peut-être un peu moins de trouble au pourtour de la papille, car il y avait là comme un peu de suffusion. L'acuité visuelle est aujourd'hui moins prononcée dans l'œil gauche qu'il y a 15 jours ».

Combret.   8

On reprend les frictions avec le savon, et on donne en même temps l'iodure de potassium.

3 janvier. La santé générale est considérablement améliorée. Engraissement, bonnes couleurs. La malade peut maintenant venir toujours seule, et voit assez bien pour se conduire dans les circonstance ordinaires. Cependant elle ne peut pas lire, ni distinguer les détails des petits objets. *Il n'y a plus trace* de la tumeur sur la face intérieure du tibia. Continuer le traitement.

Le 10. M. Galezowski écrit: « L'état des nerfs optiques s'est amélioré ; l'infiltration péripapillaire a diminué ; l'œil est pâle, mais n'est atrophié probablement que dans quelques unes de ses fibres ; la papille est assez vasculaire. La malade distingue les couleurs. Le champ visuel est libre, excepté dans l'angle externe de l'œil gauche. Avec les verres convexes n° 6 diopt. la vue est sensible-ment améliorée. Ces lunettes sont nécessaires, car elle est fortement hypermétrope. »

3 février. — On suspend l'iodure et les frictions, pour prescrire seulement : au commencement de chaque repas, un verre à liqueur de vin de gentiane, avec 6 gouttes de teinture de noix vomique.

A ce moment, madame F. est méconnaissable, elle dit qu'elle peut lire son journal avec assez de facilité ; elle a repris ses travaux de couture et toutes ses occupations, elle jouit d'une santé générale très satisfaisante, et lorsqu'elle vient à la consultation mise avec une certaine recherche, il serait difficile de reconnaître la malade presque sordide que nous avons connue.

Nos expériences ne sont sans doute pas assez multipliées, pour permettre de prononcer un jugement définitif sur le savon napolitain, comparativement à l'onguent ; nous pouvons dire cependant que, dans tous les cas où les frictions avec le savon ont été instituées méthodiquement, en vue de l'absorption, la réalité de cette absorption a été très manifeste, par ses divers effets locaux et généraux. En même temps, les malades semblaient accepter sans aucune répugnance ce nouveau mode de traitement, qui leur permet de se retrouver absolument propres en un instant, et ne présente plus les inconvénients multiples d'un onguent noir, pénétrant les vêtements de taches irrémédiables, et répandant trop souvent une odeur fade et désagréable.

En résumé, nous ne pouvons que souscrire aux conclusions du Dr Schuster, c'est-à-dire souhaiter de voir le savon napolitain servir de bases à des expérimentations régulières et prolongées dans les cliniques spéciales, dont les chefs, seuls autorisés, pourront porter un jugement définitif.

CHAPITRE V.

Appendice pharmaceutique.

Nous croyons devoir ajouter ici, sous le titre d'appendice pharmaceutique, quelques nouveaux détails sur les prépa-tions les plus importantes au point de vue de l'administra-tion du mercure par la peau, c'est-à-dire sur le *savon na-politain* et sur l'*onguent mercuriel double*. Nous y join-drons enfin quelques autres formules des préparations mercurielles les plus usitées en topiques, pensant qu'il pourra être avantageux de les comparer, en les retrouvant groupées de cette façon.

Comme on pourra le voir par les quelques formules de savons mercuriels que nous avons pu rapprocher du savon napolitain, cette forme de savons médicamenteux est loin d'avoir été mise à contribution comme elle aurait pu l'être; c'est que l'on a trop jusqu'ici négligé ou ignoré les vérita-bles règles de leur composition. Pour être utiles, pour de-venir des agents très actifs d'absorption cutanée, les sa-vons médicamenteux, comme les pommades et tous les autres topiques, doivent autant que possible contenir leurs médicaments à l'état de corps simples, volatils ou volati-lisables, puisque, après l'émulsion de la couche grasse na-turelle de la peau sous l'effet du savon, le contact direct des substances à l'état volatil, réalise bien les conditions les plus favorables à l'absorption. Mais pour cela, il est in-dispensable que le savon lui-même, pris comme excipient, soit très exactement neutralisé, car autrement on verrait se produire une série de décompositions secondaires altérant le médicament ingrédié, et s'opposant tout au moins à son efficacité, si elles ne le rendaient pas nuisible. A un autre point de vue, il est facile encore de comprendre que la neutralisation complète des pâtes est une condition indispensable, pour en faire des savons n'ayant pas d'action nocive sur la peau des malades. Si la plupart des onguents, et quelques emplâtres, peuvent actuellement devenir très irritants par suite d'acides gras ou résineux mis en liberté dans leur masse, et si l'onguent napolitain, en particulier, peut causer des éruptions très pénibles par sa seule rancidité, le même inconvénient se produirait si l'on employait sans précaution une foule de savons actuellement dans le commerce; mais ici, la cause déterminante des éruptions ne serait autre que la présence d'alcalis caustiques en excès. Beaucoup de savons, en effet, retenant des parties de soude ou de potasse incomplètement combinées par suite d'une mauvaise fabrication, dessèchent et durcissent l'épiderme, irritent la peau, et tous les médecins savent qu'une foule d'éruptions cutanées n'ont pas d'autre origine. Cela est vrai surtout pour les savons mous de potasse (dits en crème), et pour les savons de soude faits par simple empâtage à la petite chaudière (dits à froid), qui retiennent toujours, avec leurs glycérines, et toutes les impuretés des corps gras, une quantité notable d'alcali caustique en liberté ; il est facile de mettre en évidence ce grave défaut au moyen du calomel, qui, appliqué sur ces savons, *noircit immédiatement*.

Le savon médicinal lui-même (savon amygdalin du Codex), participe aux inconvénients des savons *faits à froid* ; et quoique préparé suivant des proportions fort précises, il ne doit servir aux usages pharmaceutiques qu'au bout de plusieurs mois, c'est-à-dire lorsque sa saveur, antérieurement caustique, est devenue douce, et qu'il ne noircit plus le proto-chlorure de mercure.

Enfin, les savons de soude ordinaires, bien préparés à chaud sur lessives faibles à la grande chaudière, quoique bien préférables, conservent cependant toujours des proportions plus ou moins grandes d'alcalis non combinés, et produisent au calomel une teinte grise plus ou moins foncée. Ce n'est qu'après un long temps d'exposition à l'air ,et découpés en tables, qu'ils sont *ressuyés*, et peuvent servir avec quelque garantie à la fabrication de bons produits.

Cette amélioration des pâtes, par leur contact prolongé avec l'air, doit être attribuée évidemment à l'action de l'acide carbonique normalement contenu dans l'atmosphère ; et les proportions minimes et variables de ce gaz carbonique dans l'air, rendent compte en même temps de la lenteur et de l'irrégularité des résultats. Aussi, avait-on songé, à plusieurs reprises, à produire spécialement de l'acide carbonique pour en fournir au savon en quantité, et hâter sa neutralisation. C'est à M. Mialhe que l'on doit les expériences les plus complètes et les plus concluantes sur ce point.

Dans une communication faite à la Société d'Encouragement (13 juin 1873), ce savant a démontré que tous les savons sont alcalins après leur fabrication, et qu'ils ont tous besoin d'absorber de l'acide carbonique pour perdre leur causticité ; que le volume de gaz ainsi absorbé est proportionnel à la quantité d'alcali caustique qu'ils ont retenu en excès, et qui est transformé en bicarbonate ; enfin, que cette absorption s'arrête brusquement lorsque le savon, complètement neutralisé, n'ayant plus aucune action fâcheuse sur la peau et les membranes muqueuses, est devenu tout à fait propre aux usages pharmaceutiques.

Le système employé par M. Mialhe consistait en une sorte de bain gazeux, le savon, découpé en copeaux minces, était déposé sur des clayons, dans une chambre que l'on remplissait ensuite de gaz carbonique. Ce mode d'immersion exige un grand emplacement, des volumes d'acide carbonique énormes, et coûteux, en ce qu'ils sont forcément perdus pour la plus grande part, chaque fois que l'ouvrier, qui charge les clayons doit aérer la pièce avant d'y pénétrer. Le gaz est là stagnant, bientôt saturé d'humidité ; le séchage devient alors lent et imparfait. Ces inconvénients sont tels dans la pratique, que, malgré l'importance des résultats entrevus, ce procédé, jusqu'ici, n'a pas pu réellement être utilisé d'une manière régulière et continue.

Cependant, tous les auteurs qui se sont occupés de l'absorption cutanée, étant unanimes à signaler l'extrême utilité des excipients qui peuvent dissoudre ou émulsionner l'obstacle sébacé, nous avons pensé qu'il devenait tout à fait indispensable de pouvoir obtenir enfin d'une manière sûre et facile cette neutralisation des pâtes de savons, puisqu'on aurait dès lors un excipient très favorable.

C'est ainsi que nous nous sommes donné pour tâche de rendre plus pratique le procédé indiqué par M. Mialhe, et nous sommes très heureusement arrivé à en supprimer les inconvénients, en obtenant, en même temps que la neutralisation complète des copeaux de savon, leur dessiccation rapide.

Notre procédé réalise une grande économie de temps, de main-d'œuvre et de gaz carbonique, en assurant la perfection des résultats, et sans le moindre danger de suffocation pour l'opérateur.

Il consiste en principe, à exposer les pâtes de savon, en grande surface, à l'action d'une quantité relativement minime d'acide carbonique, mis en circulation continue, soit par des propulseurs mécaniques, soit par l'application de la chaleur en un point donné du circuit, ce gaz étant en outre pendant son parcours soumis à des agents déshydrateurs qui le rendent constamment utilisable à nouveau.

Une foule de dispositions diverses peuvent être utilisées pour les appareils destinés à réaliser pratiquemment ces données ; les plus commodes et les plus simples affecteront par exemple la forme de cloches venant recouvrir les cloisons superposées, ou d'une armoire à fermeture hermétique dans laquelle le gaz carbonique devra successivement agir sur toutes les surfaces de savon également étagées.

Ces explications préalables étant données, nous pouvons maintenant passer rapidement en revue nos formules.

FORMULAIRE

Savon Napolitain. — *(Procédé R. Combret.)*

1° R. Huile de palme, suif pur, axonge, huile de coco, proportions variables. Un bon mélange consiste à prendre simplement moitié palme et moitié suif.

Faites avec Q. S. de lessives de soude caustifiées, un savon dur bien cuit à chaud sur lessives, et soigneusement séparé.

Le savon étant refroidi en tables et ressuyé, on le met en copeaux. Il importe alors de le neutraliser exactement dans notre appareil spécial, à circulation continue de gaz acide carbonique *sec* et *chaud*. La même opération doit le rendre complètement sec. Ce savon ainsi purifié peut dès ce moment, en toute sécurité, servir d'excipient pour diverses manipulations pharmaceutiques.

Pour faire du savon napolitain, prenez :

> 2° Savon préparé comme ci-dessus . 4 parties
> Mercure pur.................... 1 —

Ces proportions peuvent varier, jusqu'à P. E. au besoin,

mais le dosage au 1/5 nous a semblé remplir suffisamment les principales indications thérapeutiques.

On commence par éteindre le mercure métallique dans une minime partie de savon pulvérisé ; l'opération doit être continuée à l'aide de broyeuses appropriées, avec des cylindres de petit diamètre pour éviter l'échauffement de la masse et la volatilisation du médicament. Il faut veiller avec soin au réglage des cylindres, qui doivent rouler serrés. Toute la masse doit repasser à la broyeuse un assez grand nombre de fois, jusqu'à ce que le mercure soit tout à fait invisible à l'œil nu et bien uniformément réparti.

On termine en pelotant sous forme de pains, de bâtons cylindriques ou de plaquettes, de la grandeur et du poids que l'on désire, en les réglant défininivement à la presse. Il y a un grand intérêt à se servir d'un mode quelconque de *frappage dosimétrique*, pour que les subdivisions des morceaux de savon soient indiquées à l'avance, avec l'indication très exacte de la quantité de mercure incorporée.

Ce savon de consistance dure est d'un emploi commode, d'un transport facile, et d'une conservation indéfinie. Cependant, il pourra être utile aussi d'avoir des savons napolitains de consistance molle ou pâteuse, pour abréger le temps des frictions, ou pour la pratique hospitalière par exemple. On pourrait alors se contenter de simples onctions, qu'on étendrait plus ou moins fort et longtemps avec très peu d'eau. Nous nous proposons donc, pour répondre à ces dernières indications, de faire préparer d'une manière analogue un *savon napolitain, mou ou en crème*, dans lequel la base sodique pour la saponification des graisses, sera remplacée par la potasse. La neutralisation de ce savon mou exigera pour le moins autant de soin que celle du savon dur; il resterait autrement très irritant. Enfin, on pourra de même adopter un mode quelconque d'empotage ou d'empaquetage dosimétriques.

Savon hydrargyrique d'Anderson.

R. Bichlorure de mercure....... 1 gramme.
Alcool à 85°................. 15 —
Savon vert...... } aā..:... 75 —
Eau distillée.... }
Essence de lavande.......... 1 —

Pityriasis versicolore. Onctions matin et soir, suivies de lavages. (Il se forme de l'oléo-stéarate de mercure.)

Savon mercuriel (Chaussier).

Onguent mercuriel.......... 7 grammes.
Soude caustique liquide...... 6 —
Triturez l'onguent en ajoutant peu à peu la soude. Dans les maladies vénériennes, psoriasiques et herpétiques.
4 à 8 grammes en frictions (Cadet de Gassicourt).

Savon mercuriel (Hébert).

Mercure .... } aā 125 grammes.
Acide azotique............. }

P. Dissoudre dans matras.
D'autre part, faites fondre au bain-marie dans un vase en porcelaine.
Graisse de veau lavée............ 530 grammes.
On retire du feu et on ajoute le dissoluté mercuriel en ayant soin de remuer jusqu'à ce que le mélange ait pris de la consistance. On prend ensuite :

Pommade ci-dessus.......... 150 grammes.
Soude caustique à 36°....... 60 —

On mêle intimement par porphyrisation ces substances, jusqu'à combinaison exacte ; on obtient ainsi un savon parfaitement soluble.

Il s'emploie comme le précédent.

Savon mercuriel (Dorvault).

On pourrait obtenir un savon unoléo-satérate ou oléo-margarate mercuriel, par double décomposition d'une solution de savon amygdalin par un autre de proto-nitrate de mercure. Le produit est blanc, solide, insoluble dans l'eau, mais soluble dans les corps gras. Il remplacerait avec avantage les pilules de Sédillot. Un mélange de 10 grammes de cet oléo-stéarate de mercure avec 90 grammes d'axonge, aromatisé avec 25 gouttes d'essence de citron a été indiqué par M. Jeannel pour remplacer l'onguent gris.

L'emploi qu'on a fait de cette pommade au dispensaire de Bordeaux en a prouvé l'efficacité.

En remplaçant le proto-nitrate de mercure par du sublimé corrosif, on obtient un savon mercuriel à base de bioxyde, et par conséquent plus actif.

POMMADES.

Pommade mercurielle. Onguent napolitain; pommade mercurielle double.

R. Mercure	500	grammes.
Cire blanche	40	—
Axonge benzoïnée	460	—

Faites fondre la graisse et la cire ; ajoutez le mercure avec une partie de ce mélange dans une marmite de fonte exposée à la chaleur de manière à maintenir la graisse demi-fluide, et triturez avec un bistortier jusqu'à complète division du mercure ; puis ajoutez le reste du mélange graisseux (Codex).

L'importance extrême de cette pommade comme mode d'administration du mercure par la peau, nous force à

donner quelques détails complémentaires sur sa préparation qui est longue et pénible, surtout si l'on suit exactement le procédé du Codex, car la demi-fluidité du corps
gras n'est pas rationnelle. Aussi a-t-on proposé successivement un très grand nombre de modifications. Nous
ne citerons que les principales : les unes, parce qu'il faut
absolument les faire connaître pour les combattre, et les
autres parce qu'elles méritent réellement d'être propagées.

Une première série de moyens, malheureusement trop
employés parce qu'ils sont très efficaces pour éteindre vite
le mercure, repose sur l'acidité ou la rancidité des corps
gras. On prend par exemple, pour commencer l'opération
une petite quantité de pommade anciennement préparée ;
plus elle est vieille, plus vite le mercure disparaît, mais
alors la masse nouvelle ne doit pas tarder, sous l'influence
du ferment, à contracter dans sa totalité une odeur
spéciale, fade, aigre et désagréable et surtout des propriétés fort irritantes ; il faut absolument proscrire de tels
procédés, surtout lorsque l'onguent mercuriel doit servir
à pratiquer des frictions méthodiques sur la peau des
malades. En effet, les propriétés irritantes acquises dans
ces fermentations particulières par les corps gras causent
peut-être pour la plus grande part ces éruptions diverses
si pénibles, que l'on a décrites sous le nom d'hydrargyrie
cutanée ; elles peuvent en tous cas en être une cause déterminante et en aggraver les formes.

Il est donc extrêmement important que les médecins soient
bien avertis : on emploie trop souvent, pour abréger le
temps d'extinction du mercure, des procédés ne reposant
que sur la rancidité ou l'ancienneté des corps gras, d'où pro-
viennent pour les malades des éruptions eczémateuses très
vives, prurigineuses et fort désagréables, qu'on n'a pas

probablement assez distinguées des manifestations cutanées de l'hydrargyrisme proprement dit.

Dans la même série, quelques autres procédés moins
dangereux et certainement fort commodes pour le pharmacien, doivent cependant être aussi évités. Nous citerons
celui de MM. Simonin et Coldely, qui consiste à liquéfier
l'axonge, à la faire tomber en filet lentement dans l'eau froide,
à la placer alors très divisée à la cave, sur des tamis ou des
claies; il se produit une sorte d'oxydation, et la graisse
acquiert peu à peu la faculté de diviser le mercure plus facilement. Au bout de quinze à vingt jours elle en éteint
déjà de sept à huit fois son poids. Cette propriété va crois-
sant pendant des mois et devient très énergique. On prend :
1 partie d'axonge préparée, 20 parties de mercure, et on
les triture ensemble; quand le mercure est éteint, on ajoute
peu à peu le reste en axonge fraîche. Ou bien encore
on n'emploie que de l'axonge récente, mais quand on a trituré une première fois, pendant deux heures, dans un
mortier de fer, on abandonne le mélange pendant vingt-
quatre heures, on le reprend le lendemain pendant deux
heures encore, on l'abandonne de nouveau jusqu'au sur-
lendemain, où deux dernières heures suffiront enfin pour
une extinction parfaite. Ce dernier procédé est le plus ano-
din, mais il met encore en fonction une certaine oxydation
du corps gras, favorisée par ces battages intermittents, et
qui pourra se développer plus complètement ensuite et
produire aussi quelques inconvénients.

Tout différents sont les procédés reposant sur l'adjonction de certaines substances balsamiques, dont l'action
loin d'être favorable au rancissement de l'onguent, peut
suffire au contraire pour en assurer la bonne conservation
à l'état neutre et frais. Ces méthodes méritent d'être em-

ployées couramment, puisqu'elles ne peuvent nuire en aucune façon, qu'elles s'opposent même efficacement à la fermentation du produit, et qu'en même temps elles sont bien plus commodes pour le pharmacien.

Ces *diviseurs balsamiques*, en effet, éteignent le mercure avec une remarquable rapidité, et permettent d'obtenir un onguent irréprochable, beaucoup plus vite qu'avec les mélanges de graisses rancies.

On a proposé dans ce sens : un mélange à P. E. de térébenthine, de styrax liquide et de camphre pulvérisé (diviseur mercuriel de M. Pons). La pommade est alors préparée avec : mercure, 50 parties ; axonge, 44, et diviseur mercuriel, 6 p. — La térébenthine et le styrax séparément ont été proposés par divers praticiens. La formule suivante, de M. Magne-Lahens, de Toulouse, donne de bons résultats :

Mercure......................	1.000	grammes.
Huile d'amandes douces......	20	—
Baume noir du Pérou.......	20	—
Axonge..................	960	—

Le mercure disparaît rapidement dans l'huile et le baume ; la pommade est lisse, d'un bel éclat, bleue, d'une odeur agréable et d'une facile conservation.

Sans rien changer à la formule du Codex, que le *modus faciendi*, M. Lucien Le Bœuf, de Bayonne, a recommandé récemment un procédé très simple et très commode, qui consiste à diviser préalablement le mercure dans une teinture éthérée de benjoin, avec un peu d'huile d'amandes douces. On prend : éther sulfurique, 40 grammes ; benjoin, 20 grammes ; huile d'amandes douces, 15 grammes.

On dissout et on filtre, pendant ce temps, on pèse 1000 grammes de mercure dans un flacon fort à large ouverture, bouché à l'émeri, d'une capacité égale à 6 fois environ le volume de mercure, et l'on verse dessus la teinture éthérée. On agite alors vivement, en ayant soin de soulever de temps en temps le bouchon du flacon, pour permettre aux vapeurs d'éther qui se forment de s'échapper. Lorsque le mercure est réduit en particules très ténues, on laisse reposer quelques secondes, et l'on décante la plus grande partie du liquide surnageant. On agite de nouveau fortement, et l'on obtient une sorte de pâte formée par le mercure extrêmement divisé, uni à une petite portion de teinture de benjoin. Lorsque cette première partie de l'opération a été faite avec soin, l'extinction complète du mercure dans le corps gras ne demande ensuite que fort peu de temps.

Pour cela, on fait fondre les 920 grammes d'axonge récente et les 80 grammes de cire prescrits par le Codex. Lorsque le mélange est refroidi, on en met la moitié dans un mortier de marbre et l'on verse dessus le mercure réduit en pâte. On procède immédiatement à une vigoureuse trituration, on rince à plusieurs reprises le flacon qui contenait le mercure divisé, avec la partie de la teinture éthérée qu'on avait pris soin de décanter, et l'on ajoute chaque fois dans le mortier. Après 40 à 50 minutes d'une trituration bien conduite, l'éther s'est évaporé, et l'extinction du mercure est complète. On ajoute le reste de l'axonge, et 15 à 20 minutes de travail suffisent alors pour achever l'opération.

Nous avons nous-même, dans nos expériences, réussi à éteindre parfaitement du mercure sans aucune peine et dans un temps fort court, en employant soit de la poudre de savon avec de la teinture alcoolique de benjoin, soit de l'alcoolé de savon avec du baume du Pérou et un peu d'huile d'amandes, soit encore du savon seul en poudre très fine, ou enfin tout simplement du benjoin très finement pulvérisé sans adjonction d'aucune autre substance. D'ailleurs, il est reconnu que le mercure pur, longtemps agité avec ou sans le contact de l'air, se transforme en une poudre noire (Ethiops per se), que l'on a prise pour du protoxyde de mercure, mais qui n'est que du mercure parfaitement *éteint* ; il en est de même du mercure divisé par l'eau simple. En résumé, l'emploi des diverses substances balsamiques ci-dessus doit être fort utile pour abréger ce temps de travail mécanique, et l'on gagnera toujours à n'ajouter le mercure qu'à de l'axonge fraîche, et après l'avoir lui-même divisé à l'avance, La pommade sera bien meilleure et plus facile à bien terminer.

Pour constater la parfaite extinction du mercure dans l'axonge, 1° on frotte modérément entre deux doubles de papier gris la pommade mercurielle, qui ne doit pas laisser apercevoir de globules métalliques à l'œil nu ; 2° on triture avec un pilon de bois la pommade mercurielle, à l'obscurité, dans un mortier de marbre. Elle présente un éclat métallique remarquable quand cette extinction est insuffisante.

L'analyse à l'éther est un moyen excellent, pour reconnaître si la pommade mercurielle à parties égales contient la quantité de mercure prescrite. On doit suspecter tout onguent mercuriel qui ne plonge pas entièrement dans un mélange contenant en poids quatre parties d'acide sulfurique à 66° Bé. et une partie d'eau. Il ne faut faire l'expérience que lorsque l'eau acidulée est refroidie.

Sous l'influence de la gelée, la pommade mercurielle

Combret.   9

laisse reparaître le mercure ; on peut encore obtenir la plus grande partie du mercure en dépôt métallique, en tenant pendant trente-six heures la pommade en fusion dans un tube. Une très faible portion (1/50° environ) du métal, sera retenue par la graisse à l'état d'oxyde, ou plutôt de combinaison savonneuse avec les acides gras.

Quelques auteurs, Donavan, Christinson, Bœrensprug, etc., ont démontré que cette quantité de mercure en oxydation ou combinaison peut devenir plus considérable dès que l'onguent n'est pas très frais. Evidemment, lorsque la rancidité de la pommade met en liberté des acides gras, ceux-ci réagissent sur le mercure à la façon de l'acide oléique sur le cuivre, et il doit se former incessamment, pendant ces fermentations, des oxydes, puis des oléo-margarates de mercure. Mais c'est précisément là ce qu'il faut éviter le plus possible à l'aide d'une bonne préparation, bien loin de proposer, comme Donavan par exemple, de ne préparer la pommade mercurielle qu'avec de faibles quantités d'oxyde mercureux, en considérant le mercure métallique comme un surcroît inutile, et seulement la partie dissoute ou combinée comme partie active. Il est évident qu'il n'en est pas ainsi et que le mercure, seulement très divisé, agit directement à l'état de métal.

Il faut donc s'attacher, finalement, à prévenir la décomposition du mercure en l'incorporant dans une pommade bien préparée qui devra se conserver longtemps fraîche, neutre et non irritante.

Pommade mercurielle simple ou faible, onguent gris.

R. Pommade mercurielle à parties égales. 100 grammes.
Axonge benzoïnée.................... 300 —
Mêlez. (Codex.)

Cette pommade contient le huitième de son poids de mercure. Elle est surtout employée pour détruire les parasites. Projetée dans un vase plein d'eau, elle doit tomber au fond du liquide.

Pommade mercurielle au beurre de cacao.

On la prépare en triturant 30 grammes de mercure métallique avec 20 gouttes d'huile d'œufs, et quand il est divisé, on le mélange à 30 grammes de beurre de cacao, qu'on a trituré dans un mortier chauffé. — Guibourt, au lieu d'huile d'œufs, prescrit d'employer beurre de cacao, 15,5 ; huile d'amandes, 4 ; pour éteindre : mercure, 20.

Cette préparation est rarement prescrite ; elle a été recommandée parce que le beurre de cacao rancit moins vite que l'axonge.

Cérat mercuriel.

R. Pommade mercurielle à parties égales. 10 grammes.
Cérat de Galien.................... 10 —

Mêlez. (Codex.) Employé surtout en pansements.

Pommade mercurielle (Sanchez).

Mercure........................... 4 grammes.
Camphre........................... 4 —
Miel.............................. 4 —
Beurre de cacao................... 8 —

Cette formule a joui d'une grande réputation.

Pommade mercurielle opiacée.

Pommade mercurielle à parties égales. 10 grammes.
Cérat opiacé...................... 10 —

Mêlez.

Employée par 4 grammes, deux ou trois fois par jour, en frictions sur l'abdomen, dans la seconde période de la péritonite puerpérale, dans le cas où l'onguent napolitain irrite trop.

Pommade mercurielle composée (hôpital de la marine de Toulon.)

R. Onguent mercuriel..................... 180 grammes.
    Hydrate de chaux .... 30 —
    Chlorhydrate d'ammoniaque.......... 8 —
    Soufre sublimé .... 30 —

Cette pommade est noirâtre, sèche facilement. Les proportions de sel ammoniac, de chaux éteinte et de soufre sublimé ont varié. Usitée pendant longtemps, pour prévenir la salivation, elle a donné, dit-on, de bons résultats.

Pommade mercurielle belladonnée (Velpeau).

R. Onguent mercuriel double........... 30 grammes
    Extrait de belladone................ 4 —
    Mêlez.
Contre les engorgements lymphatiques.

Pommade mercurielle contre les pustules de la variole (Briquet).

R. Pommade mercurielle à parties égales. 30 grammes.
    Amidon .... 10 —
    Mêlez

On emploie ce topique plusieurs fois par jour sur les pustules varioliques, de manière à ce que la peau en soit constamment couverte. A l'avantage de ne pas couler.

On a proposé encore pour rendre l'onguent mercuriel moins coulant, de lui associer de la cire (1/4), de la poix noire (1/4). Le Dr Revilliod préfère le mélange suivant :

    Onguent napolitain................ 20 grammes.
    Savon .... 10 —
    Glycérine....................... 4 —

Digestif mercuriel.

R. Digestif simple .... 10 grammes.
    Pommade mercurielle à P. E. ...... 10 —
    Mêlez. (Codex.)

Contre les ulcères vénériens.

Pommade de Cirillo.

Sublimé corrosif.   4 grammes.
Axonge........   30   —   (ancien Codex)

Dissolvez le sel à l'aide d'un peu d'eau. D'après Jourdan, Cirillo avait fini par ajouter un peu de chlorhydrate d'ammoniaque. Des formulaires, en effet, mentionnent cette addition. 4,0 en frictions sous la plante des pieds.

Pour cette pommade, on peut remplacer l'axonge par l'huile d'amandes douces et l'axonge balsamique.

Autre formule.

R. Bichlorure de mercure pulv...   1 gramme.
    Axonge....................   20 grammes.

M. Sur le porphyre avec un peu d'eau. Caustique substitutif. Dartres rebelles. Toxique.

Autre formule.

R. Bichlorure de mercure .....   ⎱ āā 1 gramme.
    Chlorhydrate d'ammoniaque.   ⎰
    Axonge...................   8 grammes.

Triturez longuement dans mortier de verre ou de porphyre. Caustique. Toxique.

Pommade chloro-mercurique (Mialhe).

> Bichlorure de mercure........   4 grammes.
> Chlorhydrate d'ammoniaque..;   8 —
> Axonge...................   30 —

Pour remplacer la pommade de Cirillo.

Pommade à l'oléo-stéarate de mercure (Jeannel).

> R. Oléostéarate de mercure......   1 gramme.
> Axonge...................   4 grammes.

M. Onctions matin et soir sur les parties malades, après les lotions savonneuses. Eczema, ecthyma, impétigo.

Stéarate de bioxyde de mercure (Jeannel).

> Acide stéarique cristallisé....   67 grammes.
> Bioxyde de mercure........   13 —
> Eau distillée...............   250 —

M. dans une capsule de porcelaine, faites bouillir en remuant jusqu'à dissolution de l'oxyde de mercure dans l'acide stéarique ; laissez refroidir. Décantez, séchez.

Autre pommade de Jeannel.

> R. Stéarate de bioxyde de mercure.   1 gramme.
> Axonge benzoïnée...........   2 grammes.

Triturez le stéarate dans un mortier de porcelaine chauffé à l'eau bouillante. Ajoutez l'axonge. Eczéma, ecthyma, impétigo, onctions matin et soir.

Autre formule (Jeannel).

> R. Pommade cosmétique ou axonge
> benzoïnée...............   20 grammes.
> Stéarate de bioxyde de mercure   1 —

M. Eczéma de la face, du cuir chevelu chez les enfants, gourme, eczéma chronique impétigo. Onctions matin et soir, précédées de lavage à l'eau de savon tiède.

Pommade au calomel (Cazenave).

R. Calomel à la vapeur............   7 grammes.
Camphre pulvérisé   1   —
Axonge   100   —

M. Onctions dans l'herpès, l'impétigo.

Pommade mercurielle opiacée

R. Onguent mercuriel;...........   80 grammes.
Cérat....................   30   —
Laudanum de Sydenham......   1 gr. 50 cent.

M. Pansement des ulcères.

Pommade antiherpétique (Gibert).

Chlorhydrate amm. de mercure   0 gr. 05 cent.
Axonge   20   »
Camphre ....   0 gr. 05

Dans les ophthalmies dartreuses.

Autre formule (Gibert).

Cold-cream lég. alcal ....   30 grammes.
Précipité blanc   2   —
Cinabre....................   1   —
Chlorhydrate de morphine....   0 gr. 25 cent.

Pommade antiherpétique (Biett).

Pommade anti-dartreuse.

Turbith minéral............   1 gramme.
Soufre....................   2   —
Axonge...................   15   —

Pommade antiherpétique (Cullerier).

Turbith minéral, laudanum, āā.   10 grammes.
Axonge...................   80   —
Soufre....................   5   —

Pommade antiherpétique (Ricord).

Cérat soufré...............   30 grammes.
Turbith minéral............   1   —
Goudron..................   4   —
Eruptions sèches de la peau.

Pommade antiherpétique (Dupuytren).

Nitrate de mercure.........   20 grammes.
Axonge...................   80   —
H. Rosat..................   10   —

Pommade antiherpétique (Fontaine).

Acide azotique.............   130 grammes.
Mercure..................   95   —
Axonge................... 1.750   —
Huile d'amandes douces...... 1.275   —

On piste l'axonge, on y ajoute la dissolution mercurielle refroidie et on triture pendant une demi-heure en incorporant dans le mélange les trois quarts de l'huile. Lorsque la pommade est dure on la piste de nouveau, de manière à en faire une masse bien homogène, qui est lavée à trois ou quatre eaux, pour enlever l'excès d'azotate acide. On laisse égoutter et en ajoute le reste de l'huile en triturant, Pour éviter les grumeaux, il ne faut pister la pommade que lorsqu'elle est devenue tout à fait dure. Contre les maladies de la peau.

Pommade citrine, onguent citrin.

Mercure....................	40,0
Acide azotate à 1,42..........	80,0

Dissolvez à froid et versez dans un mélange fondu et à moitié refroidi (à 35°) de :

Axonge....................	400,0
Huiles d'olives..............	400,0

Agitez pour avoir un mélange intime, et, lorsque la pommade commence à se solidifier, coulez-là dans des moules de papier (Codex). Avant l'entier refroidissement, on divise la masse en petits carrés. Quelques pharmacopées recommandent de la fondre une seconde fois pour éviter la forme irrégulière qu'elle prend dans les moules après la première fusion. D'autres mêlent et agitent ensemble le mercure, l'acide azotique, et l'huile dans un bain-marie légèrement chauffé; lorsque le mercure est dissous, le tout est versé dans l'axonge liquéfiée mais prête à s'épaissir. Employée en friction contre les dartres et surtout la gale. A trop forte dose, elle occasionne la salivation.

Pommade antiprurigineuse de Charvet.

R. Onguent citrin..............	1	gramme.
Pommade camphrée.........	20	—

M. Onctions réitérées dans prurigo.

Pommade à l'onguent citrin de (Hardy).

R. Onguent citrin..............	1	gramme.
Pommade rosat..............	50	—
Camphre pulvérisé...........	1	—

M. Eczéma troisième période. Pityriasis en onctions.

Pommade de Monod.

R. Bioxyde de mercure pulvérisé.   2 grammes.

Camphre pulvérisé   5   —.

Axonge   40   —

F. Dissoudre le camphre dans l'axonge fondue au bain-marie, laissez refroidir, mêlez le bioxyde sur porphyre.

Syphilides. Herpétides prurigineuses.. Onctions légères.

Pommade contre le pityriasis (Mialhe).

Protoiodure de mercure   1,30

Bisulfure de mercure   0,25

Axonge   60,0

Essence de rose . . . .   q.q. gouttes.

Contre le pityriasis du cuir chevelu.

Pommade au turbith minéral contre la teigne (Bazin).

R. Axonge . . . .   45 grammes.

Huile d'amandes douces . . . . . }   āā 5   —

Glycérine . . . . }

Turbith minéral (sous-sulfate de mercure)   1   —

M. Dans teigne faveuse, après épilations et lotions.

Pommade contre la teigne (Pinel-Grandchamp.)

Précipité rouge   10,0

Carbonate de soude sec   15,0

Sulfate de zinc   6,0

Tuthie   4,0

Soufre   15,0

Axonge   125,0

Enduire le soir les parties malades avec cette pommade et les laver le lendemain avec de l'eau de savon chaude.

Pommade d'iodure de chlorure mercureux (Boutigny
et Rochard).

Iodure de chlorure mercureux..   0,75
Axonge.....................   60,0

Mêlez. Contre la couperose.

Pommade de protoiodure de mercure (Dorvault).

Protoiodure de mercure......   1,0
Axonge benzoïnée...........   20,0 (Codex.)

Ulcères vénériens. Avec des quantités de protoiodure s'élevant
de 10 centigr. à 1 gramme, M. Hardy emploie cette pommade contre l'acné.

Pommade de deutoiodure de mercure.

Biodure de mercure.........   1,0
Axonge....................   45,0

Ulcères vénériens (Soubeiran).

Contre l'acné (Hardy) avec des quantités moins fortes de biiodure
(5 à 50 cetigr. pour 30 gr. d'axonge).

Pommade contre le lupus ulcéré (de Hardy).

R. Axonge.....................
Biiodure de mercure....... } parties égales

On fait chauffer cette pommade au moment de s'en servir pour
liquéfier la graisse. On en étale une petite couche avec un pinceau,
on n'essuie pas. Douleur pendant cinq à douze minutes.

Pommade contre l'érysipèle (Néligan).

R. Onguent mercuriel............   7 grammes.
Glycérine..................   1 —
N. Onctions.

Pommade de phosphate de mercure (Albano).

Deutophosphate de mercure..   10,0
Axonge   118,0
Pour la résolution du bubon.

Pommade de précité blanc.

Précipité blanc.............   1,0
Axonge   20,0
Essence de roses, gout......   2,0
Très efficaces dans les dartres (Bouchardat.)

Pommade de précipité rouge.

Onguent ou pommade d'oxyde rouge de mercure. P. de Lyon. P. antipsorique. P. antiophthalmique de Pelletan, baume ophthalmique rouge.

Précipité rouge.............   1,0
Pommade rosat.............   15,0 (Codex).

C'est là la pommade pour les yeux de la veuve Scherrer qui se débite à l'Hôtel-Dieu de Lyon, dans de petits pots noirs coniques. Suivant M. Alanore de Clermont-Ferrand la formule authentique de la pommade de l'Hôtel-Dieu de Lyon serait la suivante : beurre frais lavé 500 ; cinabre 4 ; précipité rouge 8. M. Keffer substitue à l'axonge l'huile de ricin mélangée de 1/8 de cire ; d'autres proposent de remplacer les corps gras par la glycérine. On a remplacé aussi l'axonge par le beurre fondu et ajouté l'huile d'amandes douces 4 ; essence de rose, 1 goutte.

Pommade ophthalmique (de Desault).

Deutoxyde de mercure.......   1,0
Oxyde de zinc sub...........   1,0
Alun calciné...............   1,0
Acétate de plomb gris........   1,0
Sublimé corrosif.............   0,15
Pommade   8,0

Broyez avec soin (Codex). Préparation fort employée et fort efficace dans les affections oculaires, et surtout des paupières. Dans quelques pharmacies, pour cette pommade et les analogues qui s'altèrent promptement, on est dans l'habitude de tenir les substances mêlées et prophyrisées toutes prêtes à être incorporées dans l'excipient au moment du besoin.

Pommade ophthalmique (du Régent).

Beurre très frais............	18,0
Camphre...................	0,1
Précipité rouge.............	1,0
Sel de Saturne.............	1,0 (Codex).

Pommade efficace et très employée. Selon quelques praticiens, la célèbre pommade ophthalmique de la veuve Farnier, de Saint-André de Bordeaux. dont la recette exacte n'est pas connue se rapprocherait de celle ci-dessus. Cependant nous ferons remarquer que tandis que celle-ci s'altère au bout de quinze jours à un mois, celle-là se conserve en bon état au moins une année ou deux.

Pommade antiophthalmique, dite de Saint-André de Bordeaux.

Acétate de plomb crist.......	5,20
Chloryd. d'ammon...........	0,60
Tuthie....................	0,30
Oxyde rouge de mercure.....	5,20
Beure lavé à l'eau de rose.....	30

F. S. A. une pommade que vous introduirez dans des pots de 8 grammes. Cette formule à été proposée par la Société de pharmacie de Bordeaux.

Pommade ophthalmique (de Sichel).

Onguent napolitain..........	8,0
Extrait de belladone.........	4,0

En frictions sur le front contre les ophthalmies douloureuses accompagnées de photophobie intense.

Pommade ophthalmique (de Desmares).

Sulfate de cuivre............ 0,1
Beurre lavé................ 2,0
Camphre................ 0,2

Ulcération des paupières.

Pommade ophthalmique (de Galezowski).

R. Oxyde jaune d'hydragyre de   0,10 à 0, 20 cent.
— vasseline blanche..... 10 grammes.

FUMIGATIONS.

Fumigation de cinabre. (F. H. P.)

Cinabre pulvérisé.......... 30

En Angleterre, on incorpore le cinabre dans de la cire fondue, disposée en forme de bougie, qu'on allume ou souffle, suivant qu'on veut produire ou suspendre la fumigation.

Fumigation mercurielle.

Cinabre pulvérisé.......... 120
Oliban................ 80

Jetez sur des charbons ou une pelle chaude.

Fumigations de Récamier.

R. Cinabre pulvérisé.......... 1 gramme.
Protoiodure de mercure...... 0,5 décigrammes.

M. Pour 1 paquet. F. 4 paquets semblables. Dans syphilis rebelles, ulcérations cutanées. La fumigation doit durer 20 minutes environ.

Cônes au cinabre pour fumigations.

R. Cinabre pulvérisé............ 20 grammes.
  Charbon léger pulvérisé....... 40 —
  Benjoin pulvérisé........... 1 —
  Azotate de potasse.......... 20 —
  Gomme adragante pulvérisée.. 2 —
  Eau .... Q. S.

F. un mucilage de gomme et d'eau, ajoutez la poudre pour obtenir une pâte homogène. Divisez en 10 cônes, F. sécher à l'air libre. Chaque cône représente 2 grammes de cinabre. Accidents secondaires de la syphilis.

Cigarettes mercurielles (de Trousseau).

R. Azotate de protoxyde de mercure $\Big\}$ āā 1 grammes.
  Acide nitrique...............
  Eau....................... 20 —

Dissolvez, étendez sur un papier collé de 20 centimètres de coté sur 15 cent. Faites sécher et pliez en cigarettes. Inspirez lentement dix gorgées de ces cigarettes plusieurs fois par jour dans affections syphilitiques du pharynx et du larynx.

BAINS.

Bain antisyphilitique, bain mercuriel ou de sublimé corrosif.
(Codex).

Sublimé corrosif............ 20
Alcool à 90 c............... 50
Eau distillée...:.:..:.::::: 200

Faites dissoudre, renfermez le liquide dans un flacon que vous étiquetterez d'une manière très apparente : « solution pour bain. » Versez dans une baignoire de bois contenant Q. S. d'eau pour un bain.

Devergie emploie des bains à doses progressives depuis 4 grammes, jusqu'à 32 grammes, en augmentant de 2 grammes tous les deux bains.

Solution pour bain. (Widelhind.)

R. Bichlorure de mercure....... 15 grammes.
   Sel ammoniac.............. 15 —
   Eau..................... 500 —

Faites dissoudre les sels dans l'eau, dans une baignoire en bois. Toxique.

Bain mercuriel.

Bichlorure de mercure....... 20 grammes.
Chlorure de sodium.......... 20 —
Eau chaude................ 200 —

Faire dissoudre, M. à l'eau du bain. Toxique. Baignoire en bois.

Pédiluve mercuriel.

M. Deutochlorure de mercure... 0,2 décigr.
   Faites dissoudre dans : eau
   pure................... 1.000 grammes.

Contre exostoses, et tumeurs syphilitiques.

LOTIONS, EAUX, COSMÉTIQUES DIVERS.

Eau mercurielle simple (décoction de mercure).

Mercure coulant........... 60 grammes.
Eau commune............. 1.000 —

Faites bouillir deux heures dans un matras et décantez. Cette eau contient une partie de mercure à peine appréciable aux réactifs, mais qui suffit pour lui communiquer des propriétés.

Eau mercurielle composée.

(Liqueur de *mercure ou ammoniaco-mercurielle*

Subl. corr.................... 1 gr. 5
Sel ammon.................... 1 — 5
Eau distillée................. 720 grammes.

Cette solution contient du sel Alemtroth. Sa formule varie beaucoup dans les pharmacopées. Il est important de ne pas la confondre avec l'eau mercurielle ci-dessus.

Eau de Nettemberg.

Sublimé corrosif.............. 2 grammes.
Eau distillée................. 320 —
Teinture vulnéraire........... 60 —
Éther nitrique alc............ 2 —
Contre la gale (Guibourt).

M. Bouchardat indique pour la même eau :

Sublimé corrosif............. 4 grammes.
Acide chlorhyd. alc........... 30 —
Eau...................... 1.000 —

Eau phagédénique.

Hydrolé mercuriel calcaire, Eau divine de Fernel.

Sublimé corrosif............. 0 gr. 4
Eau de chaux................ 125 grammes.

Faites dissoudre le sel dans 12 grammes d'eau et mêlez le tout (Guibourt). On agite avant de s'en servir.

En lotions dans les ulcères vénériens et pour détruire la vermine.

Combret.

Eau phagédénique de Grindel.

Liqueur mercurielle camphrée.

Sublimé corrosif.............. 2 grammes.
Camphre...................... 4 —
Alcool....................... 30 —

Pour détruire les condylomes (Phœbus).

Eau phagédénique noire allemande.

Calomel .... 4 grammes.
Eau de chaux................. 375 —
Opium pulvérisé.............. 2 —

. Agitez chaque fois.

Liqueur de Van Swiéten.

Solution *antisyphilitique de Van Swiéten*, liq. d'oxymuriate
de mercure.

Bichlor. de mercure........... 1 gramme.
Eau pure..................... 900 —
Alcool à 80°................. 100 —

(Codex).

Cette liqueur contien 1/1000 de son poids de sublimé corosif.

Le Codex fait remarquer que les diverses pharmacopées produisent des formules qui contiennent une plus faible proportion de sublimé corrosif (1/1152). Dose : une cuillerée dans un verre d'eau,
de tisane ou de lait.

Liqueur de Van Swiéten modifiée (Mauriac).

R. Bichlorure de mercure........... 1 gramme.
Alcool....................... 95 —
Sirop de morphine............ 250 —
Hydrolat de fleurs d'oranger...... 100 —
Eau distillée................ 550 —
Alcoolat de menthe........... 4 —

F. S. A. Une solution dont chaque cuillerée à bouche renferme 0,02 centigr. de sublimé corrosif.

Liqueur de Van Swiéten modifiée (Mialhe).

R. Bichlorure de mercure.........,   0 gr. 40
     Chlorhydrate d'ammon..........   1 —
     Chlorure de sodium...........   1 —
     Eau distillée.................   500 —

Dissolvez les sels dans l'eau, 1 à 2 cuillerées à bouche le matin et le soir dans un verre d'eau sucrée, de gruau, de violettes ou de lait.

Soluté ou liqueur mercurielle normale.

Eau distillée.................   500 grammes.
Sel marin...................   1   —
Sel ammoniac...............   1   —
Blanc d'œufs...............   n° 1.
Sublimé corrosif...........   0 gr. 3

On bat le blanc d'œuf dans l'eau, on filtre, puis on fait dissoudre les trois composés salins et l'on filtre de nouveau. M. Mialhe a proposé de substituer cette liqueur à celle de Van Swiéten. Elle contient 0 gr. 02 de sublimé par 30 gr., selon son auteur, mais cela n'est pas rigoureusement exact, une partie du sublimé corrosif étant séparée par le filtre à l'état d'albuminate mercuriel insoluble. La liqueur de Van Swiéten réformée est cette préparation contenant 1/4 de sublimé en plus.

Eau rouge d'Alibert. (Lotion mercurielle d'Alibert.)

Sublimé corrosif...........   4 grammes
Eau distillée   500   —
Orcanette..................   Q. S.

pour colorer la solution (Foy).
En lotions dans les dartres vénériennes

Lotion parasiticide.

R. Sublimé corrosif............ 0,01 à 0,10 cent.
Eau distillée .... 250 grammes.
Teinture de benjoin .... 2 —

Pour appliquer avec une petite éponge sur la région malade.

Lotion (de Boerhaave).

R. Sublimé corrosif............ 0,2 décigr.
Eau distillée de rose .... 520 grammes.

Faire dissoudre. Laver matin et soir avec cette liqueur les lieux infestés de poux et parasites.

Lotion contre la teigne (Hardy et Bazin).

R. Bichlorure de mercure........ 1 gramme.
Alcool.................... Q. S.
Eau distillée.............. 500 grammes.

Faites dissoudre. Immédiatement après l'épilation passer sur le cuir chevelu une éponge imbibée de cette solution, matin et soir pendant huit jours.

Lotion mercurielle (Guibourt).

Sublimé corrosif............ 0,4 décigr.
Eau distillée.............. 125 grammes.

Lotion mercurielle (Adams).

Sublimé corrosif............ 0,5 décigr.
Teint. de cantharid.......... 15 grammes.
Eau.................... 300 —

Dans le traitement de la gale. (Jourdan.)

Lotion mercurielle (Cazenave).

Bichlorure de mercure.......	0,6 décigr.
Eau distillée................	1000 grammes.
Alcool	200 —
Camphre..................	2 —

Contre les démangeaisons.

Mélanges pour lotions de Biett.

R. Acide hydrocyanique	8 grammes.
Sublimé corrosif............	0,1 décigr.
Emulsion d'amandes amères...	500 grammes.

Lotions contre les éruptions prurigineuses.

Lotion Devergie.

R. Iodure de chlorure mercureux. .	15 grammes.
Iodure de potassium.........	
Eau distillée................	ãã 8 —
Glycérine..................	

Humectez les surfaces malades tous les soirs avec un pinceau.

Lotion contre le pityriasis capitis, de Gaffard.

R. Alcool à 50°	100 grammes.
Bichlorure de mercure.......	0,1 décigr.
Alcoolé de benjoin.........	0,15 centigr.
Huile essentielle de cèdre de	
Virginie	2 gouttes.

Faites dissoudre. Mêlez. Humecter légerement le cuir chevelu en écartant les cheveux, matin et soir.

Lotion (de Henry).

R. Bichlorure de mercure....... 0,20 centigr.
Eau distillée .... 200 grammes.
Alcoolat de menthe.......... 15 —

Dans le cas de démangeaisons intenses.

Lotion contre l'acné (Hardy).

Bichlorure de mercure .... 0.1 centigr.
Eau distillée............... 100 grammes.
Alcool .... Q. S.

Une cuillerée à café dans un verre d'eau tiède pour lotion.

Lotions contre les éphélides (Hardy).

Sublimé................... 0,50 centigr.
Sulfate de zinc............. 2 grammes.
Acétate de plomb........... 2 —
Eau distilée................ 125 —
Alcool .... Q. S.

Pour dissoudre le sublimé.
Agiter au moment de s'en servir.

Lotion contre l'eczéma (Pecten).

Amandes amères........... 40 grammes.
Sublimé corrosif .... 0,40 centigr.
Alcool .... 10 grammes.
Eau .... 250 —

La formule de M. Hardy est : Sublimé corrosif, 0,10 à 0,20 ; eau distillée, 100. On administre en même temps des bains amidonnés ou des bains de vapeur.

Eau antidartreuse du cardinal de Luynes.

Eau de rose................	250 grammes
Céruse....................	15 —
Sulfate d'alumine..........	12 —
Sublimé corrosif...........	6 —
Blanc d'œuf...............	n° 1 —

s'applique avec précaution en compresses dans les dartres. (Cod.)

Eau antipédiculaire.

Hydrolat de roses.............	110 grammes.
Eau mercurielle caustique.....	15 —

Pour détruire le pédiculus pubis. (Cod.)

Eau de Guerlain (taches de rousseur.)

R. Bichlorure de mercure........	0 gr. 10 cent.
Eau distillée de laurier cerise.	1.000 grammes
Extrait de saturne.............	125 —
Teinture de benjoin..........	15 —
Alcool....................	60 —

On ajoute la teinture à l'alcool et l'on mêle le tout.

Lotion de Gowland, liqueur de Gowland.

Amandes amères............	90 grammes.
Eau......................	500 —
Sublimé corrosif............	0,8 —
Sel ammoniac..............	1 gr. 8 cent.
Alcool....................	15 —
Eau de laurier cerise........	15 —

On pile les amandes mondées ou dépoudrées avec de l'eau simple ; on passe. D'autre part on fait dissoudre les sels dans l'hydrolat de laurier cerise et l'alcool et on mêle les deux liqueurs. Le Codex prescrit : sublimé 1, sel ammoniac 1, émulsion d'amandes amères 480).

On trouve dans les formulaires diverses préparations qui se rapprochent beaucoup de la lotion de Gowland. Nous citerons : 1° L'émulsion mercurielle de Duncan, qui se fait avec amandes amères 50,0, eau distillée 500,0, bichlorure de mercure 1,3 ; 2° le mélange pour lotions de Biett préparé avec acide cyanhydrique méd. 8,0, sublimé corrosif 0,1, émulsion d'amandes amères 300,0 ; 3° le cosmétique de Siemerling, composé de : amandes douces 30,0, amandes amères 15,0, eau distillée de cerises 300,0, bichlorure de mercure 0,3, teinture de benjoin 20,0, suc de citron 15,0 ; 4° l'eau Callidore, préparation patentée anglaise comme la lotion de Gowland et dont la formule n'est pas connue. La lotion de Gowland, ainsi appelée du nom de son inventeur, jouit en Angleterre, depuis environ un siècle, d'une très grande réputation comme médicament et comme cosmétique. Les cas ou la lotion de Gowland paraît le mieux réussir sont : le pityriasis, l'acné, quelques lichens et diverses formes de l'eczéma chronique. Lorsqu'on veut s'en servir on remue bien la bouteille on imbibe un linge avec lequel on lotionne la partie affectée. Dans certains cas, on laisse les compresses à demeure. Pour la toilette, on l'étend dans l'eau. Les Anglais s'en servent pour donner de l'éclat et de la souplesse à la peau, pour combattre les gerçures, les irritations légères produites par le froid, la chaleur ou l'action du rasoir. (Dorvault.)

Emplâtre mercuriel, dit de Vigo.

(Emplâtre de Vigo cum mercurio. E. mercuriel gommé).

R. Emplâtre simple	2.000	grammes.
Cire jaune	100	—
Poix résine	100	—
Encens pulv	30	—
Gomms amm. pulv	30	—
Bdellium pulv	30	—
Myrrhe pulv	30	—
Safran pulv	20	—
Mercure	600	—
Térébenthine	100	—
Styrax liquide purifié	300	—
Essence de lavande	10	—

On réduit en poudre le bdellium, la myrrhe, l'oliban, et le safran. D'autre part, on triture, dans un mortier légèrement chauffé, le mercure, le styrax, la térébenthine et l'huile volatile de lavande, jusqu'à la disparition complète des globules métalliques. On fait liquéfier l'emplâtre simple avec de la cire, la poix résine, et la gomme ammoniaque purifiée. On ajoute les substances pulvérisées, et quand l'emplâtre a pris, par refroidissement, la consistance d'une pommade molle, on ajoute le mélange mercuriel, que l'on incorpore par agitation. (Codex.)

Au moment où il vient d'être préparé, l'emplâtre de Vigo possède une teinte jaunâtre qu'il perd bientôt pour ne conserver que la couleur gris verdâtre qu'il doit au mercure. L'emplâtre de Vigo possède une odeur balsamique très prononcée des styrax. Il s'immerge complètement dans un mélange d'acide sulfurique et d'eau marquant 1,426 — 43°. B.

Plusieurs pharmacopées font entrer du soufre, et s'en servent, concurremment avec la térébenthine, pour éteindre le mercure.

D'autres pharmacopées mentionnent un emplâtre mercuriel plus simple, où il n'entre ni gomme-résine, ni safran. La masse est alors le diachylon simple. On y introduit le mercure, soit à l'état d'onguent napolitain (Mouchon), soit éteint dans la térébenthine par une trituration vigoureuse et non interrompue dans un mortier préalablement chauffé.

Jean de Vigo préparait son célèbre emplâtre, avec vingt parties de son emplâtre de grenouilles sans mercure (l'emplâtre *ranarum Vigonis* et à peu près l'emplâtre actuel *diabotanum*, plus le décocté de grenouilles, et en moins les extraits), et trois parties de mercure éteint dans une de térébenthine.

Résolutif, fondant, antisyphilitique, etc.

Emplâtre résolutif, ou des quatre fondants.

R. Emplâtre de savon............	100 grammes.	
— de ciguë,............	100	—
— de Vigo cum mercurio.	100	—
- - de diachylon gommé...	100	—

On fait liquéfier ensemble ces quatre substances en parties égales à une douce chaleur, dans un vase de terre ou de fonte, et on mélange exactement par l'agitation (Codex). Employé quelquefois comme l'emplâtre de Vigo.

Liniment mercuriel ammoniacal.

R. Pommade mercurielle à P. E, ... 20 grammes,
   Huile d'olives,................ 20 —
   Ammoniaque liquide..,...... 20 —

On ramollit la pommade mélangée avec l'huile, à une très douce chaleur, dans un flacon à large ouverture; on ajoute l'ammoniaque, et l'on mélange par une forte agitation.

Ce liniment a été employé pour amener la résolution de bubons indolents.

Mercure gommeux de Plenck.

R. Mercure................... 10 grammes,
   Gomme arabique........... 30 —
   Sirop diacode............. 4 —

On éteint le mercure par trituration. Ce médicament est également employé à l'intérieur.

Baume mercuriel de Plenck.

R. Mercure,, ... 8 grammes.
   Oléo-résine de térébenthine,.. 4 —
   Axonge .... 24 —
   Onguent d'Arcœus,......... 34 —
   Calomel à la vapeur.,...... 1 —

Eteignez le mercure dans la térébenthine. Ajoutez par trituration les autres substances. Pansement des ulcères vénériens.

Bougies mercurielles (Dorvault).

R. Calomel,............... 1 gramme.
   Cire blanche............. 20 —
   Beurre de cacao.......... 2 —

F. fondre. M. pour faire des bougies. Ulcérations syphilitiques de l'urèthre.

Bougies mercurielles. (Plenck).

Cire jaune...............	180	grammes.
Extrait de Saturne.........	15	—
Calomel...................	3	—

Bougies mercurielles dissolubles.

R. Sublimé corrosif...........	0 25	centig.
Extrait d'opium............	4	grammes,
Eau	60	—
Gomme arabique,...........	Q. S.	

F. S. A. Une dissolution épaisse, dans laquelle vous plongerez les mèches à plusieurs reprises, en faisant sécher chaque fois. Dans la gonorrhée chronique (Augustin).

Bougies mercurielles, de Falk.

R. Térébenthine.............	4	grammes.
Résine laque..............	2	—
Emplâtre mercuriel..........	60	—
Mercure doux.............	8	—
Précipité rouge...........	2 gr. 5	

F. S. A. (Piderit).

Bougies avec l'azotate de mercure.

R. Cire jaune.................	180	grammes.
Huile d'olive..............	30	—
Protonitrate de mercure liqu..	8	—

F. S. A. (Swédiaur).

Suppositoires mercuriels (Béral).

R. Beurre de cacao...........	16	grammes.
Onguent mercuriel..........	6	—
Cire.....................	2	—

F. S. A.

Injection sous-cutanée.

R. Eau distillée................ 90 grammes.
  Sublimé corrosif............ 0 20 centig.
  Chlorhydrate de morphine ... 0 10 —

Autre formule.

R. Iodure de mercure et de sodium 0 15 centig.
  Eau distilllée.............. 10 grammes.

Solution de Staub.

R. 1° Bichlorure de mercure.... 1 gr. 25 cent.
  Chlorure d'ammonium....... 1 gr. 25 —
  Chlorure de sodium......... 4 gr. 15 —
  Eau distillée.............. 125 grammes.

2° Faites d'autre part une solution ainsi composée :

  Blanc d'œuf................ n° 1.
  Eau distillée.............. 4 gr. 5 cent.

Pour 125 grammes de solution.
Mêlez les deux liqueurs et filtrez.
Voir aussi injections de peptones mercuriques, de Bamberger, de Martineau et Delpech, etc.

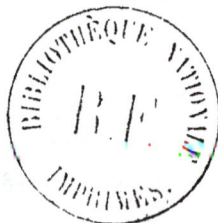

TABLE ANALYTIQUE,

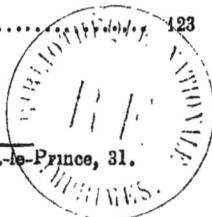

Paris. — A. PARENT, imp. de la Fac. de méd., rue M.-le-Prince, 31.
A. DAVY, successeur.

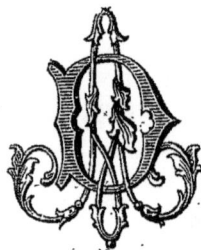

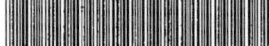

www.ingramcontent.com/pod-product-compliance
Lightning Source LLC
Chambersburg PA
CBHW050126210326
41519CB00015BA/4128